BIBLIOTHÈQUE MÉDICALE

PUBLIÉE SOUS LA DIRECTION

DE MM.

J.-M. CHARCOT
Professeur à la Faculté de médecine
de Paris,
Membre de l'Institut.

G.-M. DEBOVE
Professeur à la Faculté de médecin
de Paris,
Membre de l'Académie de médecine,
Médecin de l'hôpital Andral.

BIBLIOTHÈQUE MÉDICALE CHARCOT-DEBOVE

VOLUMES PARUS DANS LA COLLECTION :

V. Hanot. La Cirrhose hypertrophique avec ictère chronique.
G.-M. Debove et **Courtois-Suffit.** Traitement des Pleurésies purulentes.
J. Comby. Le Rachitisme.
Ch. Talamon. Appendicite et Pérityphlite.
G.-M. Debove et **Rémond** (de Metz). — Lavage de l'Estomac.
J. Seglas. Des troubles du langage chez les aliénés.
A. Sallard. Les Amygdalites aiguës.
L. Dreyfus-Brisac et **I. Bruhl.** Phtisie aiguë.
B. Sollier. Les Troubles de la mémoire.
De Sinety. De la Stérilité chez la femme et de son traitement.
G.-M. Debove et **J. Renault.** Ulcère de l'estomac.
G. Daremberg. Traitement de la phtisie pulmonaire, 2 vol.
Ch. Luzet. La Chlorose.
E. Mosny. Broncho-Pneumonie.
A. Mathieu. Neurasthénie.
N. Gamaleia. Les Poisons bactériens.
H. Bourges. La Diphtérie.
Paul Blocq. Les Troubles de la marche dans les maladies nerveuses.
P. Yvon. Notions de pharmacie nécessaires au médecin, 2 vol.
L. Galliard. Le Pneumothorax.
E. Trouessart. La Thérapeutique antiseptique.
Juhel-Rénoy. Traitement de la fièvre typhoïde.
J. Gasser. Les causes de la fièvre typhoïde.
G. Patein. Les Purgatifs.
A. Auvard et **E. Caubet.** Anesthésie chirurgicale et obstétricale.
L. Catrin. Le Paludisme chronique.
Labadie-Lagrave. Pathogénie et traitement des Néphrites et du mal de Bright.
E. Ozenne. Les Hémorroïdes.
Pierre Janet. État mental des hystériques. Les stigmates mentaux.
H. Luc. Les Névropathies laryngées.
R. du Castel. Tuberculoses cutanées.
J. Comby. Les Oreillons.
Chambard. Les Morphinomanes.
J. Arnould. La Désinfection publique.
Achalme. Érysipèle.
P. Boulloche. Les Angines à fausses membranes.
E. Lecorché. Traitement du diabète sucré.
Barbier. La Rougeole.
M. Boulay. Pneumonie lobaire aiguë, 2 vol.
A. Sallard. Hypertrophie des amygdales.
Richardière. La Coqueluche.
G. André. Hypertrophie du cœur.
E. Barié. Bruits de souffle et bruits de galop.
L. Galliard. Le Choléra.
Polin et **Labit.** Hygiène alimentaire.
Boiffin. Tumeurs fibreuses de l'utérus.

POUR PARAITRE PROCHAINEMENT :

L. Capitan. Thérapeutique des maladies infectieuses.
Legrain. Microscopie clinique.
F. Verchère. La Blennorrhagie chez la femme, 2 vol.
H. Gillet. Rythmes des bruits du cœur (physiol. et pathol.).
Ménard. La Coxalgie tuberculeuse.
P. de Molènes. Traitement des maladies de la peau.
P. Janet. État mental des hystériques. Accidents mentaux.
G. Martin. Myopie, Hyperopie, Astigmatisme.
F. Leguen. Chirurgie des reins et de l'uretère.
Blache. Formulaire des maladies de l'enfance.
Ch. Monod et **J. Jayle.** Cancer du sein.
L. Rondot. Le Régime lacté.

Chaque volume se vend séparément. Relié : **3 fr. 50.**

TUMEURS FIBREUSES

DE

L'UTÉRUS

PAR

A. BOIFFIN

Ancien Prosecteur de la Faculté de Paris,
Professeur suppléant à l'École de Médecine,
Chirurgien suppléant des Hôpitaux de Nantes.

AVEC 38 FIGURES DANS LE TEXTE

PARIS
RUEFF ET Cie ÉDITEURS
106, BOULEVARD SAINT-GERMAIN, 106

INTRODUCTION

Nous passons par un temps où l'on ne se contente plus d'appliquer à une affection grave un traitement palliatif plus ou moins efficace, pourvu qu'il ne soit pas dangereux par lui-même : cela est vrai surtout pour les tumeurs fibreuses de l'utérus.

Pour cette affection de nature essentiellement bénigne, on a jusqu'ici littéralement épuisé toute la thérapeutique médicale, dont l'impuissance n'est que trop bien établie désormais; et, il y a à peine quelques années, la plupart de ces malades en étaient réduites à attendre de l'âge critique leur guérison naturelle, au moment où le repos physiologique de l'appareil génital doit arrêter l'évolution de ces tumeurs.

S'il est déjà loin le temps où Lizars et Dieffenbach refermaient le ventre quand ils trouvaient un fibrome au lieu du kyste de l'ovaire diagnostiqué, il n'en est pas moins vrai que, dernièrement encore, le traitement chirurgical radical ne se pratiquait que fort rarement, car il comportait toujours des dangers assez grands, et, malgré les rapides progrès de la chirurgie abdominale, l'hystérectomie gardait un pronostic sévère.

Aussi, le traitement électrique, remanié par Apostoli, fut-il accepté par quelques-uns avec un enthousiasme immodéré ; ce fut pour le moment une panacée applicable à tous les accidents dus aux fibromes utérins.

Mais bientôt survinrent les échecs, les revers, et il fallut avouer que les courants électriques n'étaient pas applicables à certaines variétés de ces tumeurs et que les indications de ce traitement étaient limitées.

Par ailleurs, en suivant de plus près l'histoire de ces malades, la clinique reconnut que la ménopause, qui doit guérir ces accidents, n'arrive plus à son heure normale par le fait même de la présence de cette tumeur dans l'utérus ; bien plus, c'est après l'âge critique passé que certaines femmes voient apparaître ces accidents. D'autre part, ces tumeurs essentiellement bénignes peuvent se transformer en éléments sarcomateux ; enfin, ces grosses tumeurs abdominales produisent des altérations dans des organes éloignés, tels que le cœur, les reins.

Et le traitement palliatif reste trop souvent

impuissant à arrêter le développement du néoplasme.

Aussi, dans ces dernières années, toutes ces considérations ont-elles ramené les efforts des chirurgiens vers une intervention radicale basée sur une connaissance plus exacte de l'anatomie pathologique, et ne comportant plus que des risques assez faibles : la technique opératoire se perfectionne, les indications des différentes méthodes se précisent davantage et chaque jour voit le pronostic opératoire s'améliorer et acquérir une bénignité égale à celle des interventions admises sans conteste aujourd'hui.

Nous assistons à un vigoureux assaut livré à ce retranchement de la pathologie pelvienne, qui était resté jusqu'ici trop souvent au-dessus des ressources de notre art.

Marquer ce mouvement, en étudier l'évolution et, pour le hâter, en vulgariser les moyens : tel a été notre but.

TUMEURS FIBREUSES
DE L'UTÉRUS

CHAPITRE PREMIER

ANATOMIE PATHOLOGIQUE

Définition. — Sous le nom de *tumeurs fibreuses, corps fibreux, myomes, fibromes,* ou plus exactement *fibro-myomes* de l'utérus, on désigne une variété de néoplasmes prenant naissance dans l'épaisseur du muscle utérin, se développant sous la forme d'une tumeur arrondie, distincte et constituée des mêmes éléments histologiques que cet organe, c'est-à-dire d'un grand nombre de faisceaux musculaires lisses, réunis par du tissu conjonctif vascularisé.

Le fibro-myome est par lui-même une production bénigne, purement locale, qui n'entraîne pour l'organisme d'autre danger que celui qui résulte de ses modifications locales (Virchow). Mais ces modifications peuvent amener des accidents graves et même mortels.

Nombre. — Le plus souvent, il s'en produit plusieurs, soit simultanément, soit successivement ; et si le plus souvent, au début, un petit corps fibreux logé au centre de la paroi utérine est simple et solitaire, dans d'autres cas il se fait une véritable éruption, et l'on voit une multitude de ces tumeurs envahir le parenchyme utérin ; on peut compter huit, dix, vingt fibromes sur un seul utérus ; Cruveilhier en a compté jusqu'à quarante. Cette multiplicité des myomes est absolument spéciale à l'utérus ; mais multiplicité ne veut pas dire malignité, ce n'est nullement l'expression d'une affection générale dyscrasique.

Volume. — Les petits corps fibreux peuvent rester longtemps à l'état latent, comme enchâssés dans la paroi utérine, qui ne les laisse apparaître qu'après avoir été incisée ; mais, en passant par tous les degrés intermédiaires, les fibro-myomes arrivent à constituer les tumeurs les plus volumineuses de l'économie, atteignant des poids considérables, tels que 135, 140 livres (Hunter, de New-York) ; Spencer Wells a enlevé avec succès un fibrome pesant plus de 31 kilogrammes et mesurant $1^{m},40$ sur $1^{m},30$.

Forme. — La tumeur au début se présente comme un petit corps étranger situé au milieu de la musculature utérine et entouré d'une couche de tissu cellulaire lâche qui l'isole de la paroi utérine et permet d'en pratiquer plus ou moins facilement une véritable énucléation. Les nodules sont d'abord arrondis, puis leur augmentation de volume se fait plus rapidement dans la direction où la résistance est moins grande, d'où des modifications dans la forme, constituant des variétés que nous étudierons plus loin, modifications plus marquées encore quand la tumeur entre en contact avec les organes voisins dont la pression se fait sentir plus ou moins énergiquement selon leur résistance.

Enfin, des noyaux secondaires peuvent se former sur une tumeur primitive, de là des masses conglomérées dont l'aspect est très variable et la configuration parfois étrange.

Surface de section. — La coupe d'un fibrome encore situé dans la paroi utérine forme une saillie plus ou moins marquée sur la tranche de cette paroi, comme si les fibres de celle-ci étaient en tension sur la tumeur.

La couleur de cette surface de section est ordinairement blanche, avec des reflets assez brillants, parfois comme du satin (Virchow) et un aspect lamelleux, avec des noyaux multiples, séparés par de minces espaces celluleux. Plus cette coupe est blanche, plus la consistance de la tumeur est ferme, fibreuse; au contraire, plus elle est rouge et mate, plus la masse est mollasse, musculeuse; ces différences sont, en effet, en rapport avec des variations dans la structure.

Connexions avec le tissu utérin. — A son origine, le myome fait partie intégrante du muscle utérin, aux dépens des éléments duquel il se développe; peu à peu, les éléments malades s'isolent sous forme de tumeur autour de laquelle les lamelles musculaires saines s'écartent et s'étalent pour lui former une sorte de loge, bientôt une véritable capsule. Dans cette capsule, la tumeur est enveloppée d'une couche de tissu cellulaire plus ou moins lâche, formant des travées fibrillaires qui, avec les vaisseaux sanguins, sont les seuls moyens d'union du fibrome avec le muscle utérin. Aussi, une fois la capsule incisée, peut-on facilement faire sortir la tumeur de sa loge, l'énucléer; parfois, la paroi utérine se contractant détermine elle-même l'énucléation spontanée : c'est cette action que l'on s'est souvent proposé d'utiliser en thérapeutique.

Dans la plupart des cas, le myome, situé dans l'épaisseur des parois utérines, présente au début des connexions vasculaires nombreuses et intimes avec ces parois; mais, peu à peu, l'isolement de la tumeur se fait par atrophie des éléments communs, musculaires et conjonctifs, du parenchyme utérin : en même temps se produit une oblitération progressive des vaisseaux allant nourrir les éléments du néoplasme, et, lorsque celui-ci se trouve isolé du muscle utérin, il est lui-même très peu vasculaire : notion très importante au point de vue de l'intervention chirurgicale à cette période du développement.

Mais il n'en est pas toujours ainsi; exceptionnellement, le fibrome peut conserver des connexions très intimes avec la paroi utérine; il semble alors que l'isolement, que l'atrophie des éléments aient manqué à la limite du néoplasme soit sur une partie, soit sur toute l'étendue de sa surface, qui se continue alors sans démarcation appréciable avec le parenchyme utérin; et, à la vérité, dans quelques cas, c'est tout le muscle utérin qui subit la transformation myomateuse.

Ces connexions intimes entraînent des différences;

autant les fibromes encapsulés sont dépourvus de vaisseaux propres, autant les tumeurs en continuité avec la paroi utérine sont douées d'une riche vascularisation, et ces formes sont d'une mollesse particulière importante à connaître.

Développement, structure. — A l'époque où l'on admettait l'organisation spontanée des caillots sanguins, on attribuait l'origine des fibromes à la transformation de caillots formés dans l'épaisseur de la paroi utérine ; mais cette pathogénie ne saurait être acceptée actuellement, car on sait que cette organisation spontanée des caillots ne répond pas à la réalité.

D'après J. Vogel (1), de nouvelles cellules naîtraient d'un exsudat, ou cytoblastème, et se développeraient peu à peu jusqu'à devenir des fibres-cellules. Mais Runge (2), puis Förster (3) ont montré qu'il n'y avait pas formation nouvelle de fibres musculaires, mais bien une segmentation de ces fibres.

Pour Virchow (4), lorsque le développement d'une tumeur est imminent, quelques-uns des faisceaux de tissu musculaire à cellules lisses perdent leur uniformité et se tuméfient dans certains endroits. Quand on isole un semblable faisceau, on aperçoit dans son trajet une tuméfaction analogue à celle d'un nerf dans un névrome. Au fur et à mesure que le nombre des fibres musculaires augmente, il se fait, en cet endroit, une tuméfaction noduleuse, qui cependant entre tou-

(1) J. Vogel, *Path. anat.*; Leipzig, 1845.

(2) Runge, *Dissert. inaug.*, 1857.

(3) Förster, *Handb. der Path. Anat.*; Leipzig, 1865.

(4) Virchow, *Traité des Tumeurs*, t. III, p. 346.

jours en connexion avec le reste du tissu et peut être poursuivie des deux côtés dans les éléments de la paroi.

La composition des tumeurs fibreuses de l'utérus est la même que celle des parois utérines ; celles-ci sont constituées par de nombreux faisceaux musculaires de fibres lisses qui s'enchevêtrent de toutes façons et qui limitent des espaces remplis par un tissu connectif interstitiel très vasculaire. Le tissu musculaire lisse constitue de même la partie essentielle de ces néoplasmes, et c'est ce qui les distingue des fibromes purs.

La proportion des deux tissus musculaire et connectif peut varier, d'où les différences d'aspect, de consistance, de couleur ; mais tous ces néoplasmes sont des *fibro-myomes* composés d'un grand nombre de faisceaux musculaires réunis par du tissu connectif vascularisé.

Ces faisceaux musculaires sont disposés en lamelles concentriques formant au début des nodosités arrondies, que Spencer Wells compare au fibro-cartilage intervertébral ; entre ces lamelles s'étalent des travées de tissu conjonctif. Quand la tumeur a pris un développement plus considérable, ces travées, ces lamelles décrivent des sinuosités, des ondulations plus ou moins irrégulières, s'enchevêtrant entre elles et dessinant comme de véritables tourbillons autour d'axes fictifs.

Plus le tissu connectif prédomine, plus la tumeur est dure ; elle devient fibro-cartilagineuse quand cet élément en représente les neuf dixièmes ; au contraire, quand le tissu musculaire arrive à constituer plus de la moitié de la masse, celle-ci devient alors d'autant plus molle, plus rougeâtre et plus intimement reliée à la paroi utérine.

Vaisseaux, nerfs. — Tous les fibro-myomes sont vasculaires et ils ne contiennent pas seulement des artères, comme l'a prétendu Schrœder van der Kolk, ou des veines, comme le croyait Cruveilhier; leur appareil vasculaire est complet, mais son développement se présente à des degrés très variables. Dans les myomes mous en connexion intime avec la paroi utérine, la vascularisation est très riche, et, quand ils atteignent de grandes dimensions, on voit courir à leur surface de grosses artères et d'énormes veines gorgées de sang; au contraire, les fibromes multinodulaires durs et blanchâtres ont de petits vaisseaux rampant sous la capsule, et la section de la tumeur sur le vivant ne donne qu'un écoulement sanguin insignifiant.

Il est rare que des rameaux artériels volumineux pénètrent dans l'épaisseur de la tumeur, où les capillaires se ramifient dans les travées conjonctives.

D'après Klebs, les espaces limités par ces travées conjonctives ne seraient que des espaces lymphatiques; ce sont ces espaces qui, se laissant distendre par une sorte de lymphe, constitueraient, comme nous le verrons, une variété de tumeurs, que Lawson Tait appelle *fibromes mous œdématiés*, et à laquelle il attache une grande importance clinique. Dupuytren avait signalé dans ces tumeurs de nombreux vaisseaux lymphatiques. Enfin, Poirier, à la Société anatomique, a présenté des fibro-myomes ayant déterminé une dilatation énorme des lymphatiques sous-séreux.

L'innervation des fibro-myomes est encore moins bien connue. Des filets nerveux auraient été disséqués par Astruc; Dupuytren concluait à l'existence de nerfs organiques de par la sensibilité des polypes enflammés; leur existence a été de nouveau affirmée par Bidder, qui a trouvé dans un grand fibrome une fibre nerveuse à double contour, et par Hertz, qui a décrit leur mode de terminaison.

Au point de vue de leur évolution, les vaisseaux subissent les mêmes modifications que les éléments musculaires et conjonctifs. Au début du développement de la tumeur, ils se multiplient. Mais, si les connexions de cette tumeur avec la paroi utérine deviennent rares, alors les vaisseaux se raréfient à la limite du néoplasme, et disparaissent en grande partie après l'encapsulement. Dans les tumeurs qui gardent des connexions intimes et dont le tissu reste en continuité avec le tissu utérin, les vaisseaux restent volumineux et abondants.

TRANSFORMATIONS. — ALTÉRATIONS.

Accroissement. — C'est par multiplication intrinsèque de ses éléments que le néoplasme, une fois formé, continue à s'accroître d'une façon ordinairement lente et régulière au début; mais, sous des influences encore mal connues, cet accroissement devient tout à coup rapide en même temps que des accidents apparaissent. Cette multiplication se fait quelquefois sous la forme de noyaux secondaires qui évoluent sur la tumeur primitive.

En dehors de l'augmentation plus ou moins régulière de leur volume, les fibro-myomes peuvent présenter, dans le cours de leur évolution, certaines modifications dans leur structure intime ; ces tumeurs, en effet, subissent des altérations qui constituent pour elles de véritables maladies, ainsi que le dit Delbet (1).

Influence de la ménopause. — Ce qui est admis encore aujourd'hui par la majorité des auteurs, c'est que, au moment de la ménopause, il y a un arrêt dans l'accroissement du volume et dans la marche des accidents dus à ces tumeurs fibreuses. « Si rien ne vient modifier sa marche, dit Spencer Wells (2), la tumeur disparaît au moment de la ménopause ; j'ai souvent constaté la disparition de ces tumeurs, qui, bien que niée par quelques chirurgiens, me paraît être un fait parfaitement établi. Il est probable que les vaisseaux s'oblitèrent en partie lors de la ménopause. »

C'est d'ailleurs de ce principe que, en 1872, Hegar, de Fribourg, et Lawson Tait, de Birmingham, tirèrent l'idée de déterminer une ménopause anticipée, et par là une atrophie ou au moins un arrêt dans l'accroissement de la tumeur, en enlevant les annexes de l'utérus.

Mais, pour que cette doctrine de l'influence heureuse de la ménopause soit absolument vraie, il convient d'ajouter de suite que, dans un nombre notable de cas,

(1) Delbet, Art. FIBRO-MYOMES du *Traité de Chirurgie* de Duplay et Reclus.

(2) Spencer Wells, *Tumeurs abdominales*, p. 250.

la présence de fibromes dans l'utérus entraîne un retard parfois très grand dans cet arrêt physiologique des fonctions génitales chez la femme.

De sorte que ce serait une erreur profonde que d'affirmer à une de ces malades, arrivée à l'âge ordinaire de la ménopause, qu'elle n'a plus rien à craindre et que fatalement tous ces phénomènes vont subir leur arrêt normal et la tumeur demeurer désormais inactive. Péan (1) fait remarquer que, dans sa statistique, l'âge auquel les fibromes déterminent les accidents les plus fréquents est précisément celui de la ménopause, entre quarante et cinquante ans.

Lawson Tait (2) affirme qu'assez souvent ces tumeurs déterminent un retard indéfini dans l'arrêt de la menstruation et qu'il a été obligé plus d'une fois de pratiquer l'enlèvement des annexes de l'utérus à l'âge de cinquante-six ans et plus, afin de rémédier aux hémorrhagies dues à la présence de myomes utérins.

Dans une des dernières séances de la Société anatomique, a été présenté un gros fibrome de près de 2 kilos, venant d'une malade de M. Segond. Cette femme, âgée de soixante-dix ans, n'avait remarqué le développement de sa tumeur que depuis deux ans seulement, la ménopause avait eu lieu à cinquante-six ans ; l'amputation supra-vaginale avait été pratiquée pour les douleurs abdominales.

Sans aller jusqu'à cet âge, le recul de la ménopause atteint très souvent deux ou trois années, durant lesquelles les accidents continuent à évoluer et menacent la santé.

(1) Péan, Congrès de Chirurgie, 1893.

(2) Lawson Tait, *Traité des maladies des femmes*, 1891, p. 287.

Influence de la grossesse. — Les myomes subissent le plus souvent pendant la grossesse un accroissement quelquefois considérable, sous l'influence de la nutrition intensive des parois utérines ; mais, après l'accouchement, il se produit un retrait et une atrophie relative, qui ont été attribués à la dégénérescence graisseuse par quelques auteurs. Bien que ces modifications histologiques aient été étudiées par Virchow, on n'était pas encore bien fixé sur la nature des lésions. Récemment, le professeur Cornil (1) étudia ces altérations sur une pièce anatomique que Péan lui adressa ; il s'agissait d'un myome utérin, modifié par une grossesse de quatre mois qui n'avait pas été soupçonnée. A la coupe, on trouve d'abord les faisceaux musculaires de la paroi de la matrice, au-dessous le myome ramolli par places et creusé de cavités ou géodes anfractueuses de 1 à 2 centimètres de diamètre, ou sous forme de fentes ; l'intérieur de ces géodes est rempli d'un détritus épais, blanchâtre, très poisseux ; dans les parties solides de la tumeur se voient de petits îlots de couleur blanchâtre avec demi-transparence.

L'examen microscopique fait constater des foyers de ramollissement, des faisceaux musculaires avec fibres hypertrophiées granulo-graisseuses, dissociées par des leucocytes et des corps granuleux, chargés des produits de leur désintégration. Il existe, soit au bord des géodes, soit disséminés au milieu des parties solides, des îlots dans lesquels les fibres musculaires sont mortifiées ; ce sont ces îlots qui paraissent ané-

(1) Cornil, *Altérations anatomiques des myomes pendant la grossesse.* Acad. méd., 7 févr. 1893.

miques, cireux, demi-transparents à l'œil nu.

Sur les coupes, on voit des séries de faisceaux musculaires, dans lesquels les vaisseaux sont dilatés et remplis de sang. Par opposition avec le tissu en activité nutritive, les îlots mortifiés situés au milieu de lui se colorent très mal, tous les vaisseaux sanguins de la partie mortifiée ne contiennent pas de globules rouges, mais seulement quelques fibrilles de fibrine minces et des globules blancs pâles dont le noyau ne se colore plus ; les artérioles sont contractées ; la paroi des vaisseaux, le tissu conjonctif, les faisceaux musculaires ne présentent aucun noyau colorable.

A la périphérie des îlots mortifiés dont les cellules ne sont plus vivantes, on trouve entre eux et le tissu musculaire, très congestionné et riche en fibres hypertrophiées, une zone dans laquelle il existe un grand nombre de globules blancs migrateurs en dégénérescence graisseuse.

Cette inflammation avec diapédèse et phagocytose très manifeste existe à la limite des portions vivantes et mortifiées. Telle est, assurément, l'origine des sillons et des géodes remplis d'un liquide muqueux, riche en globules blancs et corps granuleux.

Cornil pense que le plus grand nombre des faisceaux musculaires de la tumeur subit pendant la grossesse la même hypertrophie, la même congestion active que le reste de la paroi utérine dont elle fait partie intégrante.

Les faisceaux musculaires atteints de cette hyperémie, de cette activité nutritive touchant à l'inflammation, compriment les faisceaux interposés au point d'y arrêter la circulation sanguine et l'apport des éléments nutritifs. Ces faisceaux restent atrophiés et leurs cellules contractiles se mortifient.

A la suite de ce premier stade, les vaisseaux turgides des muscles hypertrophiés laissent sortir des globules blancs en assez grande quantité. A la limite de la partie saine et de la partie nécrosée, les globules migrateurs deviennent de véritables phagocytes qui se chargent des débris, des granulations protéiques et graisseuses des fibres musculaires privées de vie et de résistance.

On comprend que la marche de cette altération puisse aboutir à la disparition et à la résorption d'un grand nombre de lobules de la tumeur ; et, lorsque la parturition s'est faite, lorsque tout l'utérus subit son involution physiologique, ou retour des fibres hypertrophiées à leur volume normal, il en résulte une atrophie très notable ou une disparition partielle du myome, que l'état de grossesse avait d'abord hypertrophié.

Induration. — La diminution de volume de la tumeur se faisant par des transformations et des altérations des éléments musculaires, le tissu conjonctif se condense, il se produit une rétraction interstitielle et en quelque sorte cicatricielle, le myome devient dur et prend les caractères du tissu fibreux et même du tissu cartilagineux ; alors, la tumeur est arrivée à l'état de repos, et assez souvent on rencontre de ces fibromes indurés à l'autopsie des vieilles femmes.

Calcification. — Dans certains cas, relativement rares, le transformation fibreuse ne constitue pas le dernier stade dans les modifications de structure intime que peuvent subir les myomes utérins. Quelquefois, des matières calcaires se déposent dans les travées conjonctives sous la forme de traînées irrégulières, de faisceaux qui arrivent à constituer des masses envahissant d'une façon incomplète le fibrome, presque toujours à son centre et exceptionnellement à la périphérie, formant alors une sorte de coque calcaire.

Cette calcification est constituée par différents sels de chaux, qui forment des dépôts irréguliers, n'ayant aucun des caractères propres à la structure osseuse.

Ces masses ossiformes peuvent acquérir une telle densité que la scie a de la peine à les entamer et que leur coupe rappelle celle de l'ivoire ou du marbre.

Ces tumeurs isolées et desséchées donnent de véritables pierres à surface rugueuse, d'un gris jaunâtre, percée à jour, quelquefois friable et comparable à du corail.

Robert Lee (1), après Meckel, a établi d'une façon certaine que ces tumeurs fibro-calcaires prenaient toujours naissance dans l'épaisseur même de la paroi utérine et que les *calculs utérins* que les anciens avaient trouvés libres dans la cavité de la matrice ne se formaient pas dans cette cavité, mais étaient d'abord en connexion avec l'utérus et ne devenaient libres que plus tard ; il se fait à leur pourtour une usure progressive du tissu, quelquefois une suppuration disséquante, qui les rendent libres.

Ce sont, en effet, de petits myomes intra-pariétaux, dépassant rarement le volume d'un œuf ou du poing,

(1) Robert Lee, *Med. chir. Transact.*, 1835, vol. XIX, p. 96.

qui se calcifient; cependant, Virchow (1) décrit une pierre mesurant 16 centimètres de largeur sur 11 centimètres de hauteur et 6 cent. 5 d'épaisseur, provenant du fond de l'utérus d'une vieille femme; le corps utérin était atrophié, la paroi était si mince et avait des connexions si lâches avec la tumeur que l'on pouvait croire celle-ci libre dans la cavité abdominale avec des adhérences à l'utérus.

Mais, le plus souvent, c'est du côté de la cavité utérine que se fait l'évolution de ces *pierres*, ce qui permet de comprendre pourquoi les anciens admettaient la formation libre des *calculs utérins*. Hippocrate cite le cas d'une servante thessalienne de soixante ans, qui, dans sa jeunesse, avait éprouvé de vives douleurs à chaque coït; et, sans avoir jamais été enceinte, elle fut prise de très violentes douleurs qui se terminèrent par l'expulsion d'une pierre. Salius (2) rapporte qu'une vieille religieuse, après avoir souffert pendant des mois de douleurs continues dans l'utérus, avait rendu spontanément une pierre du volume d'un œuf de cane. Chez une femme de soixante-neuf ans, qui avait souffert de violentes douleurs semblables à celles de l'accouchement, Simpson (3) retira du col utérin une petite pierre; peu de temps après, nouvelles douleurs et extraction de fragments calcaires qui, réunis, avaient le volume d'une orange.

L'évolution de la masse se fait exceptionnellement vers l'extérieur; ainsi Loir (4) a rapporté le cas d'une

(1) Virchow, *loc. cit.*, p. 381.
(2) Salius, *cité par Schenk, Obs. med. rar.*, 1665, p. 649.
(3) Simpson, *Obstetr. mem.* vol. I, p. 135.
(4) Loir, *Mém. Soc. Chir.*, 1851.

tumeur du volume du poing, qui, après avoir traversé la paroi antérieure de l'utérus, vint perforer la paroi abdominale, où elle formait sur la ligne blanche une masse noirâtre, entourée de peau sphacélée. Le Dr Böhm (1) a observé une tumeur fibreuse, infiltrée de sels calcaires, pesant vingt-quatre livres et demie, qui avait distendu énormément les parois abdominales et pendait entre les jambes, appuyée contre la cuisse gauche.

Ramollissement. — Nous avons vu, à propos de la structure, que la prédominance du tissu musculaire détermine un état de mollesse assez grande et une coloration rougeâtre, parfois réellement charnue de la tumeur ; dans certains cas, ces caractères s'exagèrent pendant le développement du néoplasme, au point que la tumeur devient absolument molle et se déchire facilement ; le tissu conjonctif interstitiel est réduit à d'infimes proportions et l'on a affaire alors à ces formes à peu près essentiellement musculaires que les anciens désignaient sous le nom de *tumeur charnue* ou de *sarcome*.

Dans ces cas, à la vérité assez rares, la mollesse peut être telle qu'elle donne la sensation d'une véritable fluctuation même lorsque l'opérateur a la tumeur à nu sous la main, et j'ai vu un chirurgien enfoncer à trois reprises son gros trocart, croyant avoir à vider un kyste de l'ovaire, et ne pouvant se résigner à son erreur de diagnostic.

Mais le ramollissement des fibro-myomes reconnait ordinairement d'autres modifications, telles que la

(1) Schrœder, *Malad. des org. gén. de la femme*, p. 234.

dégénérescence graisseuse, l'*œdème*, la *dégénérescence myxomateuse*, la *dégénérescence kystique*.

Dégénérescence graisseuse. — On a attribué jusqu'ici à cette transformation graisseuse des éléments musculaires la diminution des myomes après la grossesse ; mais cette explication fort simple n'était qu'une hypothèse, déjà Gusserow avait fait remarquer qu'il manquait un examen histologique sérieux pour établir la valeur de cette assertion, et, dans deux cas, Freund et A. Martin ont bien trouvé cette transformation au microscope, mais sans qu'il y ait eu une réelle régression de la tumeur. Nous avons vu plus haut la description que nous a donnée Cornil des phénomènes complexes qui résultent de l'influence de la grossesse.

Dans certains cas exceptionnels, la masse presque tout entière de la tumeur se transforme en une véritable bouillie, dans laquelle on reconnaît des grumeaux d'apparence graisseuse.

Si la dégénérescence graisseuse n'est pas capable d'amener une régression complète de la tumeur, il est certain que cette transformation indique que le néoplasme est arrivé à un arrêt dans son évolution, car la condition de l'accroissement réside dans le tissu musculaire normal.

Œdème. — Dans certains cas, la mollesse de la tumeur tient non plus à la prédominance des éléments musculaires, mais à l'infiltration liquide du tissu interstitiel, infiltration que Cruveilhier considérait toujours comme un œdème véritable ; mais Virchow montra qu'il fallait distinguer deux états bien différents.

Le *ramollissement œdémateux* proprement dit est dû à une transformation du tissu connectif dont les faisceaux se changent en masses molles, lâches, se laissant écarter pour former de petites lacunes pleines d'un liquide clair, jaunâtre, sorte de lymphe, en même temps que les fibres musculaires s'atrophient et disparaissent. Lawson Tait donne une grande importance à cette forme, il en fait une classe particulière, le *myome mou œdématié*, qu'il distingue des *myomes multinodulaires*.

Dégénérescence myxomateuse. — Dans l'autre forme, les fibres musculaires persistent en très grand nombre ; mais ce qui la caractérise, c'est la présence dans le tissu interstitiel de cellules arrondies avec noyau, ayant le volume et la forme des corpuscules muqueux ; de plus, le liquide contient de la mucine ; le travail de prolifération aboutit donc à la constitution d'un myxo-myome, forme relativement très rare.

Transformation kystique. — Géodes. — Tumeurs fibro-kystiques. — Des cavités kystiques se forment fréquemment dans l'épaisseur des myomes utérins, et par des processus différents.

Dans le ramollissement œdémateux de la tumeur, l'infiltration séreuse peut atteindre une grande intensité dans certains points ; le liquide distend les lacunes du tissu conjonctif et forme de petites cavités ordinairement fort nombreuses, sans parois propres et sans communication entre elles. Prenant une expression empruntée à la minéralogie, Cruveilhier avait donné le nom de *géodes* à ces petites cavités, qu'il attribuait à un état œdémateux très avancé.

Plus tard, un certain nombre de ces pseudo-kystes,

venant à se réunir par résorption de leurs parois, forment des cavités plus grandes et parfois volumineuses.

Une autre variété de pseudo-kystes est formée par la mortification, la nécrobiose de certaines masses fibreuses, qui se transforment en une bouillie granuleuse, dégénérescence sans suppuration probablement par défaut de matériaux de nutrition.

Dans les kystes, les parois subissent des altérations progressives, et les vaisseaux qui y sont compris sont eux-mêmes exposés à la nécrobiose de leurs enveloppes; dans ce cas, ils déversent une certaine quantité de sang dans la cavité; ce sang se mélange au contenu, sans se coaguler, en formant des collections parfois considérables, dont l'évolution peut se faire vers la cavité utérine, qu'elles envahissent à son tour. Dans plusieurs faits, une véritable hématométrie s'est ainsi constituée, c'était chez des femmes âgées dont le col oblitéré ou rétréci retenait dans la cavité utérine cette collection sanguine atteignant, dans le cas de Méré-dith, le poids de 5 livres; Tillaux a caractérisé cet état du nom d'*utérus kystique.*

Fibro-myomes lymphangiectasiques. — Les cavités cystoïdes qui se forment dans l'état œdémateux des myomes n'ont pas de parois propres et, partant, ne sont pas tapissées d'épithélium. Mais on sait que l'on considère aujourd'hui les lacunes du tissu conjonctif comme l'une des principales origines du système vasculaire lymphatique, de sorte que, malgré leur structure incomplète, ces géodes peuvent être regardées comme des dilatations, des terminaisons lymphatiques;

le contenu a, en effet, les propriétés du liquide lymphatique.

Mais les vaisseaux lymphatiques eux-mêmes pourraient subir une dilatation et former des cavités kystiques. Kœberlé (1), en 1869, avait émis cette idée ; Klebs (2), puis Fehling (3) et Léopold l'établirent sur des examens microscopiques démontrant que ces cavités étaient tapissées d'un épithélium, preuve de leur origine lymphatique.

Ce qui tendrait à faire admettre que toutes ces cavités cystoïdes auraient pour point de départ le système lymphatique, c'est que Rein (4) a constaté que des cavités tapissées par un épithélium communiquaient librement avec des lacunes qui en étaient dépourvues.

Fibro-myomes télangiectasiques ou caverneux. — Les myomes mous et riches en tissu musculaire s'accompagnent ordinairement d'un développement assez grand de leurs vaisseaux ; mais, dans certaines parties, la vascularisation est telle que la tumeur prend les caractères des tumeurs érectiles ou caverneuses ; cette transformation est ordinairement liée à l'évolution de la grossesse, et c'est surtout au niveau de l'insertion du placenta que prédomine cette structure caverneuse ; Virchow a donné à cette forme le nom de *myome télangiectasique ou caverneux*. Cruveilhier avait signalé ces sortes de tumeurs fibreuses sanguines ; Krull faisait un fongus hématode d'une tumeur contenant des vaisseaux

(1) Kœberlé, *Gaz. hebd.*, févr. 1869.
(2) Klebs, *Handb. der Path. anat.*, 4 Lief, p. 887.
(3) Fehling, *Arch. f. Gyn.*, Bd. VII, p. 531.
(4) Rein, *Arch. f. Gyn.*, Bd. IX, p. 414.

du calibre d'une plume à écrire ; et Klob avait constaté des dilatations sanguines du volume d'une cerise ; mais c'est à Virchow que nous devons une description complète de ces tumeurs vasculaires.

Dans un seul cas, l'état caverneux s'étendait à tout le myome, dont le volume dépassait celui d'une tête d'adulte ; beaucoup de points ne présentaient à la coupe qu'un tissu finement poreux, semblable à celui des corps caverneux ; sur d'autres, les vaisseaux atteignaient un diamètre beaucoup plus grand, et l'on pouvait suivre le trajet sinueux, en chapelet, de ces vaisseaux dilatés, la plupart veineux, entre lesquels rampaient de minces travées conjonctives.

Ces tumeurs caverneuses présentent un phénomène très curieux et très important à connaître au point de vue clinique et thérapeutique : elles sont soumises à des changements de volume et de consistance. Il se produit une distension considérable durant des heures, quelquefois plusieurs jours, pendant lesquels la tumeur devient dure, résistante ; puis elle reprend peu à peu, quelquefois rapidement, ses caractères ordinaires. Kiwisch, Virchow, ont signalé des faits curieux où, au moment des règles, il se produisait une augmentation tellement considérable de volume que les dimensions doublaient presque dans l'espace de quelques heures.

A quoi sont dus ces changements rapides dans le volume des fibro-myomes ? Il est probable que plusieurs éléments entrent en jeu : d'abord, le tissu musculaire est susceptible de relâchement, puis de contractions, propriétés inhérentes à ce tissu. Pendant la période de relâchement, les lacunes interstitielles peuvent se remplir de liquide lymphatique ; cela expliquerait les formes à marche lente, gardant une certaine mollesse. Mais, lorsque l'augmentation est aiguë et que la masse devient dure et résistante, il est plus rationnel d'admettre que c'est le système vasculaire sanguin qui est le siège d'une véritable érection dans ces fibro-myomes.

La connaissance de ces phénomènes est d'une importance capitale pour bien apprécier les effets de certaines méthodes thérapeutiques et se garder d'illusions décevantes.

Infection. — Suppuration. — Gangrène. — Lorsque les myomes subissent une évolution qui les porte vers la cavité utérine, la muqueuse qui les recouvre subit une irritation amenant bientôt un état catarrhal, et une réceptivité extrême pour les germes vaginaux qui envahissent si facilement le col utérin. De sorte que, spontanément, le myome faisant saillie dans cette cavité infectée peut subir l'infection par ses connexions intimes avec cette muqueuse qui, à un moment, s'altère profondément. Mais cette origine spontanée des accidents infectieux est bien rare comparativement à l'action funeste d'une exploration intra-utérine septique, et autrefois toute intervention opératoire était, de ce fait, regardée comme extrêmement dangereuse.

Le cathétérisme de l'utérus présente, en effet, des dangers très grands dans le cas de certains myomes qui modifient la cavité utérine, la déforment et la rendent sinueuse, de sorte que la tige métallique trouve difficilement son chemin pour en atteindre le fond. Or, rien n'est plus facile que de perforer la muqueuse ramollie par l'hypersécrétion et de faire de longues fausses routes ; le doigt même peut pénétrer quelquefois facilement dans les formes molles, et il est très instructif, à ce point de vue, de faire ce cathétérisme sur des pièces fraîches ; on est surpris du peu de pression qu'il faut pour perforer les couches internes de ces utérus myomateux.

L'infection, portée jusqu'à la tumeur, trouve un milieu de culture très favorable dans cette sorte de bourse séreuse qui l'enveloppe ; ce tissu connectif lâche est rapidement envahi par la suppuration. Ainsi se produit une séparation, une dissection entre le néoplasme et la capsule de tissu utérin. La substance même du myome résiste davantage à l'infection, et, s'il n'est pas éliminé, expulsé hors de la matrice, ce myome subit une mortification lente, une fonte putride, qui peut amener la destruction totale de la tumeur ; mais c'est un mode de guérison qui fait courir les plus grands dangers à la patiente ; car ces accidents infectieux peuvent s'étendre au dehors de l'utérus et déterminer des lésions mortelles, telles que les phlegmons des ligaments larges, la péritonite aiguë, la septicémie.

Dégénérescence cancéreuse. — Les anciens donnaient aux fibromes utérins le nom de squirrhes, ce qui les rapprochait du cancer ; aussi la combinaison du fibrome avec le carcinome n'avait-elle rien de singulier pour eux. Mais Dupuytren s'attacha à bien établir les caractères qui permettent de distinguer les myomes pédiculés du cancer ; et Cruveilhier admit une incompatibilité absolue entre ces deux néoplasmes. Ces idées ne furent pas acceptées de

Virchow (1) : « Pour lui, il n'est pas douteux qu'un myome puisse subir la dégénérescence carcinomateuse et cancroïde. » Mais plus loin il ne trouve qu'un seul fait publié par Klob où un myome se serait transformé en cancer sans que, dans le reste du corps, on ait pu trouver d'autre trace de cette affection ; toutefois, la description n'en est pas assez précise pour avoir une grande valeur dans la question.

Schrœder (2) jette une certaine confusion quand il dit que la dégénérescence cancéreuse débute rarement par la tumeur fibreuse elle-même, mais commence toujours par la muqueuse qui enveloppe le myome; et, plus loin, il cite les faits de Bœtticher, de Klob, de Babès et le sien, où des cancers se seraient développés au centre de myomes sans affecter de rapports avec la muqueuse ; il explique ces faits par l'inclusion de quelques culs-de-sac glandulaires de la muqueuse dans le myome.

Mais, si la coexistence d'un fibro-myome et d'un cancer de l'utérus est bien certaine, quoique assez rare, il ne faut pas confondre l'envahissement de la tumeur fibreuse par les traînées de l'épithélioma voisin avec une dégénérescence développée primitivement dans la masse même d'un myome.

Parmi les transformations de cet ordre, il convient de rappeler d'abord que Babès dans un deuxième cas, Diesterwey dans un autre et C. Ruge avec Schrœder (3) dans plusieurs autres ont constaté, au sein de certaines tumeurs fibro-kystiques, l'existence de cavités tapis-

(1) Virchow, *loc. cit.*, p. 314 et 403.

(2) Schrœder, *loc. cit.*, p. 238.

(3) *Ibid.* p. 239.

sées par un épithélium cylindrique ; ces tumeurs peuvent être considérées comme des épithéliomes au même titre que les kystes de l'ovaire.

Mais la *dégénérescence sarcomateuse* est bien établie et elle est, d'ailleurs, relativement fréquente ; A. Martin cite 6 cas sur 205 tumeurs fibreuses. Le tissu connectif subit un travail de prolifération par lequel se développent de petites cellules arrondies à gros noyaux ; la multiplication de ces éléments aboutit à la disparition des cellules musculaires lisses de la tumeur et de ses vaisseaux, et le type sarcomateux est constitué.

Dans certains cas, il existe en même temps des kystes au milieu des parties dégénérées ; c'est ce que Rokitansky a décrit sous le nom de *cystosarcomes utérins*, et Schrœder sous celui de *myosarcomes kystiques* ; cette dégénérescence sarcomateuse entraine l'idée de tumeur maligne, de récidive et de généralisation possible.

Dès 1856, Péan et Ordonnez ont montré que les fibromes peuvent récidiver sous forme de sarcomes ; Kurz a observé un cas de généralisation dans le poumon. Enfin, dernièrement, à la Société de médecine de Berlin, Langherans (1), sous le titre de *myome cellulaire malin*, a rapporté une observation fort curieuse : une femme de soixante ans avait remarqué depuis une vingtaine d'années que son ventre était devenu plus volumineux et dur ; des hémorrhagies profuses la forcèrent à entrer à l'hôpital, où l'opération fut déclarée impossible. L'autopsie montra que les poumons étaient

(1) Langherans, Soc. méd. Berlin, *in Bull. méd.*, 1893, p. 260.

farcis de nombreux noyaux allant du volume d'un grain de chènevis à celui d'un œuf de pigeon; ces néoplasies étaient molles, gris-rouge, bien limitées, entourées par le tissu pulmonaire. Des noyaux semblables, fort nombreux, occupaient les parties voisines de l'utérus. Cet organe en était rempli; à son sommet se trouvait une masse du volume d'une tête de fœtus. Au côté droit de l'utérus, une tumeur du même genre, du volume d'une tête d'adulte, située sous le péritoine, avait subi la dégénérescence calcaire. Un noyau avait traversé la paroi rectale et faisait saillie dans le rectum. Toutes ces tumeurs avaient la structure du fibro-myome; la tumeur du côté droit, entre autres, n'était composée que de fibres lisses; malgré ces caractères d'apparence bénigne, la dissémination du néoplasme établit bien sa nature maligne.

Tous ces faits sont autant d'arguments sur lesquels des chirurgiens, aujourd'hui assez nombreux, se basent pour battre en brèche l'opinion, jusqu'ici généralement admise, qui considère les tumeurs fibreuses de l'utérus comme des tumeurs à évolution bénignes; du moins, leur innocuité n'est-elle pas aussi grande qu'on l'a soutenu. « Il existe encore, dit Lawson Tait (1), bon nombre de praticiens arriérés qui, après avoir diagnostiqué la présence d'un de ces myomes, disent à leurs malades qu'il ne s'agit que d'une affection utérine sans importance, qui, d'ailleurs, disparaîtra d'elle-même après la ménopause. »

(1) Lawson Tait, *loc. cit.*, p. 285.

RAPPORTS DES FIBRO-MYOMES AVEC L'UTÉRUS

Après avoir étudié le mode de développement, la structure et les transformations des fibro-myomes, nous avons à considérer quels rapports ils affectent avec les parois et la cavité utérines, car ces rapports anatomiques différents entrainent des effets pathologiques très variés d'une importance capitale en clinique.

Mais il convient tout d'abord de distinguer les tumeurs qui prennent naissance dans le corps de la matrice et celles qui évoluent au niveau du col, division très importante au double point de vue clinique et thérapeutique.

1° *Fibro-myomes du corps utérin.*

Ces tumeurs prennent toutes leur origine dans l'épaisseur même de la paroi utérine, tantôt au milieu, tantôt plus ou moins près de l'une des surfaces interne ou externe.

On peut dire que, dans l'immense majorité des cas, les myomes sont d'abord *intra-pariétaux*, *intra-muraux*, ou plus communément *interstitiels*.

Mais, soit que leur développement les pousse vers l'une ou l'autre des surfaces de l'utérus, soit que, par leur naissance, ils se trouvent sous la séreuse ou sous la muqueuse, ils font saillie sur ces surfaces, ils s'énucléent même du tissu utérin et finissent par s'isoler à l'aide d'un pédicule.

Ceux qui évoluent du côté de la surface externe ou

péritonéale prennent le nom de *fibro-myomes sous-péritonéaux* ou *sous-séreux*.

Ceux, au contraire, qui se développent vers la surface interne, vers la cavité utérine, soulèvent la muqueuse ; ils sont appelés *sous-muqueux*.

α. *Fibro-myomes interstitiels.* — La tumeur fait corps

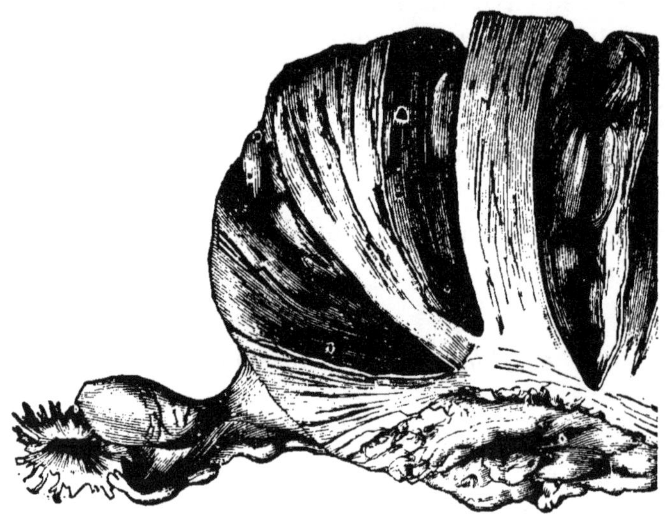

Fig. 1. — Corps fibreux sous-péritonéaux et interstitiels du fond de l'utérus (Pozzi).

avec la matrice, dont le tissu l'enveloppe complètement en lui constituant une véritable capsule ; les petites masses sont tellement enchâssées dans la paroi que celle-ci semble tuméfiée dans sa totalité. Mais, à mesure que le volume s'accroît, la tumeur soulève la surface interne ou externe, ou les deux à la fois, tout en restant logée dans le parenchyme utérin qu'il faut inciser pour mettre la tumeur à nu. C'est pourquoi ces myomes interstitiels possèdent une riche vascularisation, une nutrition très active et un accroissement rapide; aussi arrivent-ils à des dimensions parfois considérables.

Cependant, le *myome mou œdématié* de Lawson Tait, qui est toujours interstitiel et solitaire, ne contient que fort peu de vaisseaux et ne saigne jamais à l'incision, comme le myome dur ou multinodulaire.

A côté de ces formes simples, il y a des formes composées, dont la surface externe est lobulée et la section noueuse.

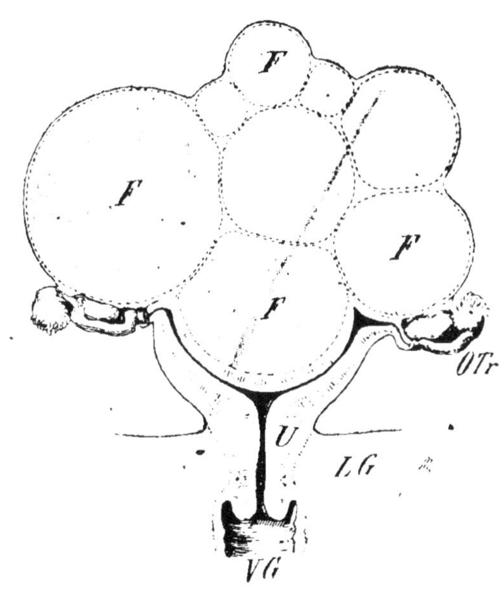

Fig. 2. — Fibromes utérins multiples (Doyen).

Les myomes interstitiels sont le plus souvent multiples et parfois très nombreux. Kiwisch, Cruveilhier, en ont compté jusqu'à quarante sur le même utérus, et Schultze a trouvé une matrice qui n'en portait pas moins de cinquante.

Les myomes interstitiels ont pour siège ordinaire la paroi postérieure de l'utérus, très souvent en haut près du fond, quelquefois dans toute la hauteur de cette paroi, et dans le fond lui-même, plus rarement dans la paroi antérieure.

β. *Fibro-myomes sous-séreux, sous-péritonéaux.* —

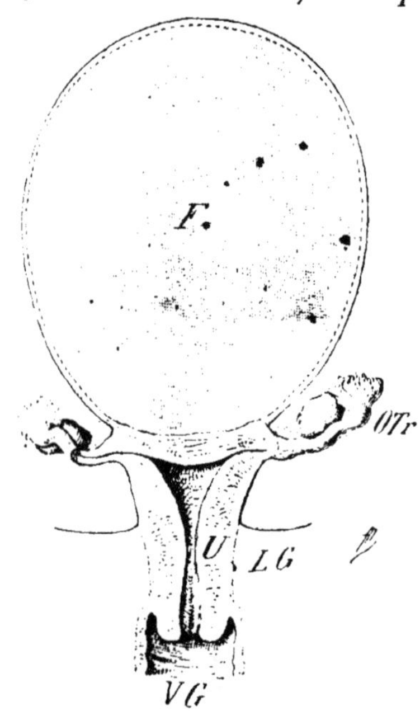

Fig. 3. — Fibrome utérin sous-péritonéal sessile (Doyen).

Quand la tumeur se forme dans les couches superficielles de la paroi utérine, elle soulève peu à peu le péritoine sous la forme d'une petite nodosité qui grossit plus ou moins rapidement.

Pendant un temps variable, la masse garde la forme sessile avec une large base ; parfois, en effet, les myomes qui deviendront sous-séreux naissent d'une couche musculaire profonde, et, alors même qu'ils forment une saillie sous le péritoine, ils sont encore

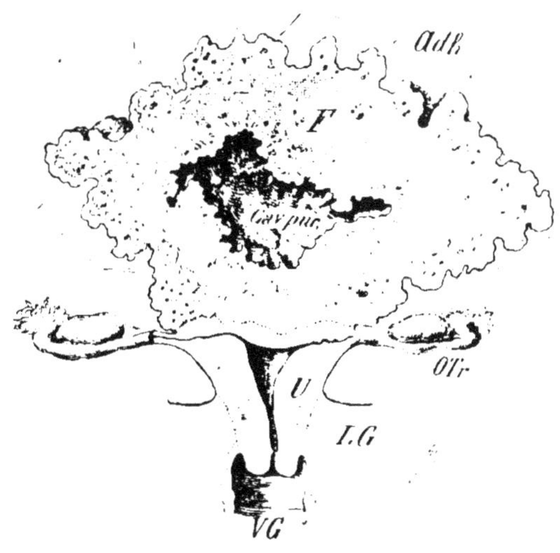

Fig. 4. — Fibrome sous-péritonéal du fond de l'utérus (Doyen).

recouverts d'une couche plus ou moins épaisse de tissu utérin, leur capsule est encore complète.

Mais un certain nombre de ces myomes continuent à s'isoler davantage de la paroi utérine en refoulant la séreuse au-dessus d'eux, et, leur base se rétrécissant, le point d'attache forme un pédicule ; cette disposition leur a fait donner, par Virchow, le nom de *polypes externes* ou *péritonéaux*, dénomination qui n'a pas été acceptée, le terme générique de polype étant réservé aux tumeurs pédiculées recouvertes de muqueuse.

Au début de sa formation, le pédicule est constitué à sa surface d'une tunique séreuse, au-dessous d'un prolongement de la paroi musculaire utérine comprenant des vaisseaux plus ou moins développés; le tissu musculaire s'atrophiant par amincissement et élon-

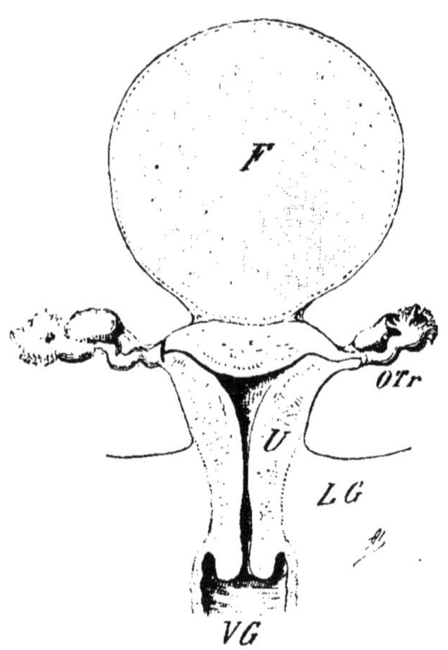

Fig. 5. — Fibrome sous-péritonéal pédiculé (Doyen).

gation du pédicule, les vaisseaux s'atrophient eux-mêmes progressivement. Dans certains cas, tous ces éléments peuvent disparaître, et le pédicule n'est plus constitué que par du tissu conjonctif et la séreuse. Le plus souvent alors, la nutrition du néoplasme est assurée d'une autre façon : le myome contracte des adhérences avec les organes voisins, ordinairement avec l'épiploon ou l'intestin grêle, et par ces adhérences s'établissent des anastomoses entre les vaisseaux des deux organes anormalement réunis.

Mais le pédicule ainsi amoindri, puis soumis à des tractions, arrive parfois à se rompre, et le myome, perdant ses connexions primitives avec l'utérus, est désormais relié par ses adhérences aux organes voisins. Quant aux fibromes qui auraient été trouvés absolument libres dans la cavité péritonéale, leur origine, leur existence même ne sont pas établies par des faits suffisamment bien observés.

Ces myomes sous-péritonéaux ont ordinairement une consistance dure, fibroïde, et ils sont assez souvent le siège de la calcification dont nous avons déjà parlé.

Par leurs mouvements, par leurs tiraillements, ces tumeurs pédiculées déterminent une irritation parfois assez vive du péritoine, d'où les adhérences et un épanchement notable dans la cavité abdominale. Cette mobilité de la tumeur peut permettre sa rotation et une *torsion du pédicule* analogue à la torsion que l'on observe dans les kystes de l'ovaire avec des accidents de congestion, d'inflammation et parfois de sphacèle de la tumeur, selon l'intensité des troubles circulatoires ; mais il faut bien dire que ce sont là des accidents très rares.

Une des conséquences les plus curieuses de l'évolution de ces fibromes sous-péritonéaux, observée par Rokitansky, par H.-G. Times et par Virchow, est la *séparation spontanée du corps et du col de l'utérus.* La tumeur grossissant s'élève au-dessus du détroit supérieur, sur lequel elle s'appuie par son équateur;

peu à peu, le pédicule est distendu; mais, s'il est épais et résistant, au lieu de s'effiler et s'allonger, il entraîne le corps de l'utérus à la suite de la tumeur, et c'est le col qui se laisse étirer, en tendant le vagin, lequel prend la forme d'un entonnoir; enfin, l'isthme se réduit à l'état de cavité étroite et allongée à parois très minces. Dans le cas de Virchow, le col se terminait en cul-de-sac, un cordon mince remplaçait la région de l'orifice interne, et l'utérus, mesurant 75 millimètres, présentait une hydrométrie. Toutes ces modifications ne se font pas sans entraîner des troubles graves, parfois mortels.

γ. *Fibro-myomes sous-muqueux.* — De même que les

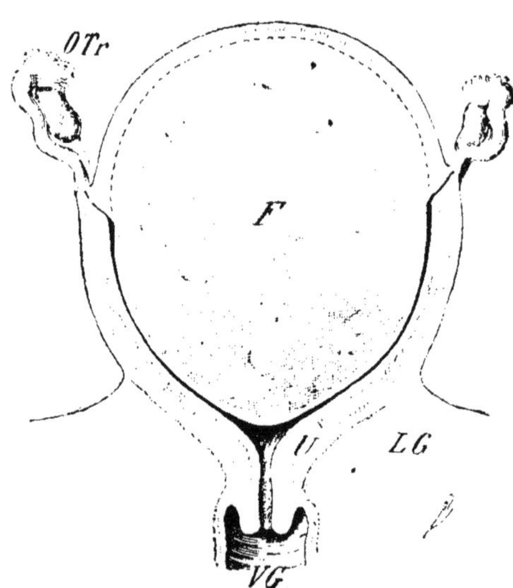

Fig. 6. — Fibrome utérin faisant saillie à la fois dans la cavité utérine et sous le péritoine (Doyen).

fibro-myomes sous-péritonéaux, ceux qui évoluent du

côté de la cavité utérine peuvent prendre naissance plus ou moins profondément dans l'épaisseur de la paroi utérine dont ils tirent leur origine ; le plus souvent, ils sont séparés de la tunique muqueuse par une

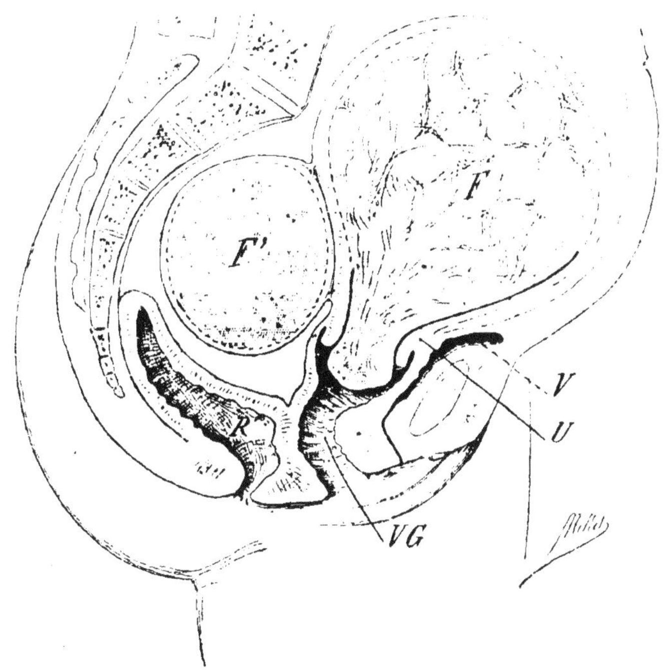

Fig. 7. — Double fibrome utérin (Doyen).

couche plus ou moins épaisse de tissu utérin ; à mesure que la petite tumeur grossit, elle fait saillie à la face interne de la matrice et soulève la muqueuse. Quel que soit le volume qu'elle acquiert, cette masse peut garder de larges connexions avec la paroi utérine et rester à l'état de myome sous-muqueux ; mais, si la base d'implantation se rétrécit, si le néoplasme est peu à peu énucléé par les contractions du muscle utérin, le *polype fibreux*, ou plutôt *myomateux*, se constitue avec son pédicule plus ou moins épais et résistant, formé d'une masse centrale charnue, vasculaire, enveloppée d'un prolongement de la tunique mu-

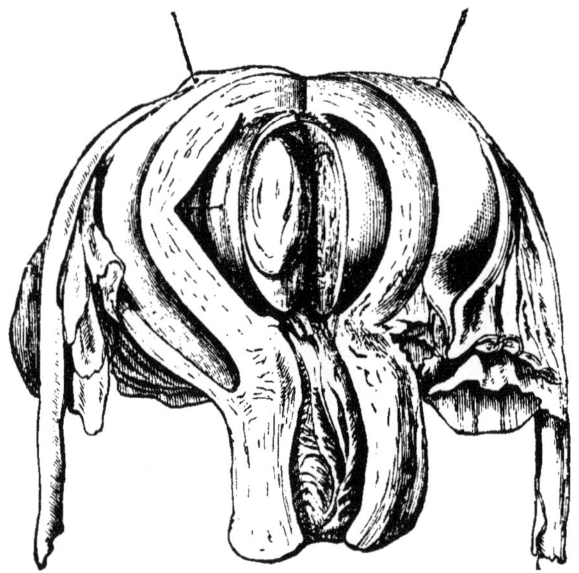

Fig. 8. — Corps fibreux sous-muqueux pédiculé (Pozzi).

queuse; le plus souvent, le pédicule est relativement court et la tumeur presque accolée à la paroi utérine. Le point d'implantation se fait ordinairement sur le corps et le fond de l'utérus.

Le myome lui-même garde au début une forme arrondie, puis il s'allonge et devient piriforme. Il peut remplir la cavité utérine, la distendre et y demeurer; mais, dans la plupart des cas, sa présence détermine des contractions de la matrice qui poussent la tumeur à travers l'orifice interne, puis le canal cervical, enfin l'orifice externe jusque dans le vagin. Quelquefois, le sommet seul de la tumeur s'engage dans l'orifice et, pendant un certain temps, il subit des retraits alternatifs qui donnent lieu à des *apparitions intermittentes*, et les explorations successives peuvent fournir des résultats différents selon l'époque. Enfin, le sommet, se laissant mouler dans la filière du canal cervical, peut s'avancer jusqu'à l'orifice et même s'étaler sous la forme d'un champignon au fond du vagin, tandis que la masse principale reste dans la cavité utérine, l'ensemble rappelant la forme d'un sablier.

Un polype coexiste assez souvent avec des myomes interstitiels et sous-péritonéaux; mais il est exceptionnel de trouver ensemble plusieurs polypes, aussi peut-on espérer la disparition des accidents après leur ablation; cependant, après cette opération, le chirurgien et la malade ont pu être désagréablement surpris par le retour des mêmes symptômes, et cela à quelques semaines de distance. J'ai observé un fait de ce genre chez une malade de M. Heurtaux, qui dut enlever un second polype plus volumineux que le premier et ayant certainement évolué en six ou huit semaines, car l'exploration de la cavité utérine après la première opération n'avait révélé la présence d'aucune autre tumeur.

Les polypes ont une consistance ordinairement fort grande, surtout au début de leur développement; leur tissu est blanchâtre, fibroïde, formé de trabécules assez serrées au centre et constituant une sorte de feutrage; à la périphérie, on trouve plutôt des lamelles stratifiées, disposées parallèlement au grand axe de la masse.

Ce sont presque toujours des tumeurs simples dont l'accroissement se fait par apposition de couches nouvelles à la périphérie et par prolifération des éléments primitifs du centre; la présence de noyaux multiples donnant une structure lobulée est absolument exceptionnelle.

La vascularisation est très riche; aussi les altérations de texture sont-elles rares, et Virchow déclare qu'il n'a jamais vu de calcification dans un vrai polype; plusieurs auteurs ont décrit, sous le nom de *détachement spontané des polypes* l'expulsion de myomes qui n'avaient pas les caractères bien nets de polypes et qui étaient plus probablement des myomes interstitiels ayant subi l'infection de la capsule dont nous avons déjà parlé; la mortification de leurs connexions, suivie de l'ouverture de leur coque du côté de la cavité utérine, avait permis leur élimination.

Les autres altérations des polypes qu'on peut observer sont plutôt d'origine mécanique; sous l'influence de la pression qu'exerce la paroi utérine sur cette masse, se produit l'hyperémie de la partie qui se présente à l'orifice du col. Cette extrémité a une coloration foncée par infiltration sanguine; la vitalité amoindrie amène une fonte purulente de la muqueuse à ce niveau, de là des pertes de substance envahissant parfois les parties profondes, lorsque l'anneau cervical produit un véritable étranglement de cette partie herniée de la tumeur. Et, dans certains cas, celle-ci tout entière se nécrose par constriction de son pédicule : c'est encore un mode de guérison avec tous les dangers de la septicémie.

Un polype peut être envahi par un cancer évoluant sur un point adjacent de la cavité utérine, mais la dégénérescence cancéreuse apparaissant primitivement sur un polype n'a jamais été observée.

On peut rapprocher de ces différentes altérations des polypes les adhérences qu'ils peuvent contracter soit avec la surface interne de l'utérus, soit avec la muqueuse du vagin. Par pression, par frottement, par irritation réciproque, les surfaces en contact s'ulcèrent, les plaies ainsi formées se réunissent par bourgeonnement, de là une sorte de nouveau pédicule ; c'est cette disposition qui peut permettre d'expliquer les faits de double pédicule, tels que celui de Cullingworth (1).

2° *Fibro-myomes du col.*

Le corps de l'utérus, de structure plus musculeuse, est le siège le plus ordinaire des myomes ; au contraire, le col, dans la constitution duquel entre plus de tissu conjonctif, donne très rarement naissance à ces tumeurs, car il ne faut pas confondre ces néoplasmes avec les excroissances glandulaires de la muqueuse atteinte de catarrhe chronique.

Sur 307 cas de tumeurs fibreuses de la matrice, Schrœder n'a rencontré que 27 myomes du col, soit 8 pour 100.

Avec Pozzi, il convient de distinguer, au point de vue de leur évolution, deux régions dans la hauteur du col,

(1) Cullingworth, *Obstetr. Journ.*, 1876.

selon que la tumeur prend naissance dans la portion libre, vaginale, du museau de tanche, ou bien dans la portion sus-vaginale.

α. *Myomes du museau de tanche.* — Quel que soit leur point d'origine dans l'une ou l'autre lèvre, les

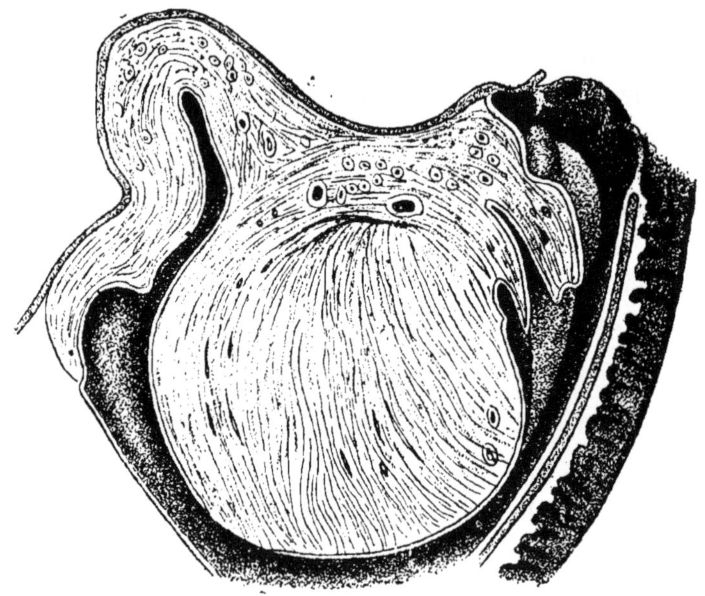

Fig. 9. — Corps fibreux interstitiel de la lèvre postérieure du col (Pozzi).

myomes, d'abord interstitiels, arrivent vite sous la muqueuse utérine ou sous la muqueuse externe du col, et leur forme tend à devenir rapidement polypeuse.

Dans certains cas, le néoplasme a pris naissance beaucoup plus haut, dans le corps utérin même, et il a évolué de façon à dédoubler la lèvre du col, il vient faire saillie dans l'un des culs-de-sac vaginaux :

l'autre lèvre entoure, sous la forme d'un repli semi-lunaire, la lèvre dégénérée. J'en ai observé un du volume d'une tête de fœtus, remplissant complètement le vagin et rendant très difficile l'exploration du col et, par conséquent, le diagnostic, d'autant plus qu'au-dessus de lui se trouvait amoncelé environ un demi-litre de liquide muco-purulent. Après l'ablation par morcellement, il resta deux lambeaux de tissu utérin, représentant la lèvre antérieure dédoublée, laquelle se reconstitua assez régulièrement.

Ces myomes du museau de tanche ont des connexions peu intimes avec le tissu utérin, et, une fois les couches superficielles incisées, l'énucléation se fait facilement.

Il faut bien distinguer cet allongement néoplasique de la lèvre utérine de son hypertrophie simple.

Dans un cas de Barnes, on trouva la tumeur sortie hors du vagin, et l'on admit d'abord une inversion utérine; Chiari a observé un polype du volume du poing, tenant solidement à l'utérus par un pédicule de la grosseur du doigt, constitué par la lèvre antérieure fortement allongée.

β. *Myomes de la portion sus-vaginale.* — Lorsque le myome se développe au-dessus du niveau des culs-de-sac vaginaux, il peut venir faire saillie dans le canal cervical, où il devient plus ou moins rapidement un polype ordinaire; mais, si son évolution le porte en dehors, le siège le plus fréquent est en arrière, il abaisse la paroi vaginale et, repoussant en haut le repli séreux du cul-de-sac de Douglas, il vient se mettre en rapport direct avec la paroi antérieure du rectum. Si son siège primitif est en avant du col, il soulève et repousse la vessie contre le pubis, où il comprime le canal de l'urèthre. Ordinairement, à un moment donné, ces deux variétés deviennent vaginales et se développent en bas.

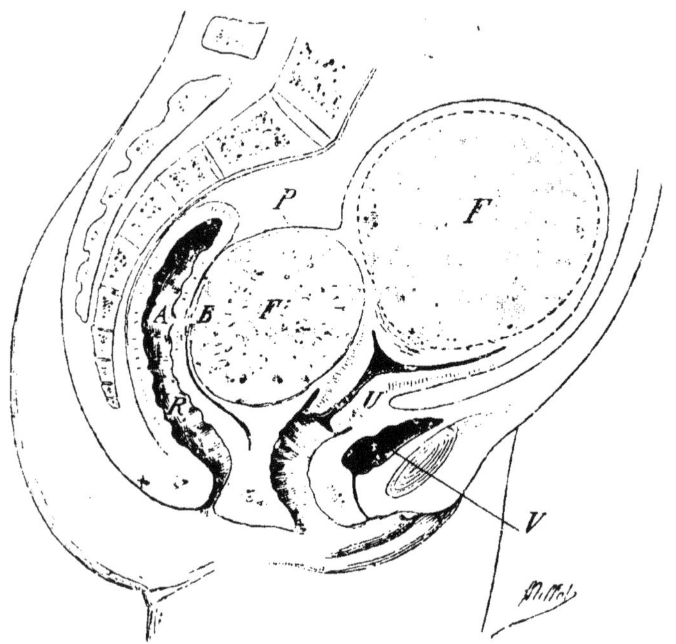

Fig. 10. — Double fibrome utérin (Doyen).

Au contraire, les myomes qui naissent latéralement, près l'un ou l'autre des ligaments larges, se développent dans l'épaisseur même du plancher pelvien, qu'ils dédoublent et où ils trouvent une vascularisation abondante, une nutrition intense et des organes importants, qu'ils vont bientôt comprimer sur la paroi osseuse du petit bassin.

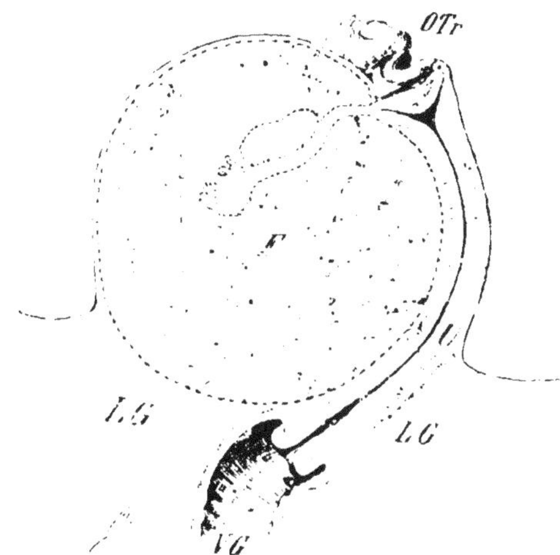

Fig. 11. — Fibrome développé dans la paroi utérine latérale droite et faisant saillie dans le ligament large (Doyen).

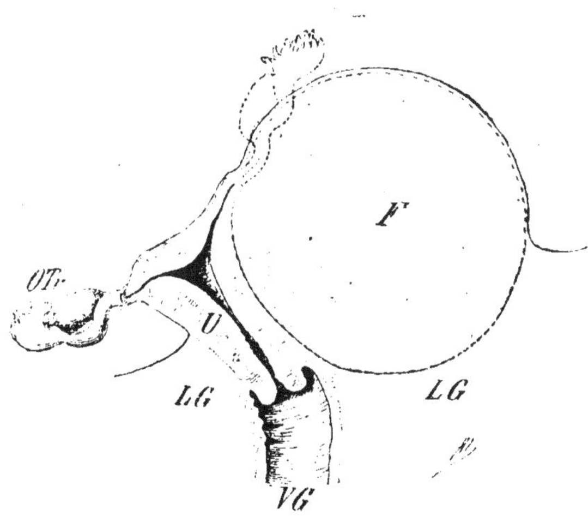

Fig. 12. — Fibrome développé dans le ligament large gauche (Doyen).

Peu à peu, ils s'énucléent de la paroi utérine, et dans quelques cas ils se trouvent indépendants, de l'utérus à côté de lui dans le ligament large. Ces myomes *intra-ligamenteux* de Virchow, ou *pelviens* de Pozzi, constituent une variété importante à connaître au point de vue de leur siège, de leur évolution et de l'intervention qui leur est particulière.

MODIFICATIONS DE L'UTÉRUS

Quand ces tumeurs prennent un développement assez considérable, elles impriment à l'utérus des changements de position, de forme et de rapports, et ces changements peuvent atteindre des proportions difficiles à imaginer.

Selon le point de la paroi utérine où le néoplasme a pris naissance, on voit, par exemple si c'est dans la paroi postérieure, la matrice repoussée en totalité vers le pubis, contre lequel elle comprime la vessie, et c'est derrière la symphyse que le doigt explorateur trouve le col. Au contraire, c'est en arrière et en haut, dans la concavité du sacrum, que se rejette le museau de tanche quand le myome se développe dans la paroi antérieure.

L'utérus peut subir différentes déformations; les plus fréquentes sont *les flexions;* ainsi, un myome du fond, l'entraînant par son poids dans le cul-de-sac de Douglas, détermine une coudure au niveau de l'isthme et s'enclave dans la concavité du sacrum.

Mais ces modifications assez simples de la forme ne sont que le premier terme d'une série de déformations plus complexes, à mesure que le néoplasme prend un développement plus considérable.

En effet, la masse s'élève peu à peu vers la cavité abdominale et abandonne bientôt le petit bassin, trop étroit pour la contenir désormais; les grands myomes interstitiels repoussent le reste du corps de l'utérus sur un de leurs côtés, comme un segment insignifiant; en même temps, le vagin est étiré, le col lui-même est allongé. Dans certains cas, les modifications sont tellement profondes que l'on hésite à reconnaître les différentes faces de l'organe; les trompes, les ligaments ronds, les ovaires sont déformés et même altérés. Les ligaments ronds sont étalés, hypertrophiés, allongés; cependant, ce sont eux qui conduisent le plus sûrement dans cette exploration. C'est, en effet, quelquefois tout au bas de la masse que l'on retrouve les trompes, ou bien l'une est en haut, l'autre en bas, ou encore les deux sont accolées du même côté; elles peuvent être oblitérées et distendues par du liquide, car la salpingite est une complication relativement fréquente des fibromes utérins; enfin, elles peuvent être complètement cachées avec les ovaires entre les lobes d'une tumeur composée. Il faut donc se souvenir de ces faits où la castration ovarienne devient impraticable.

A ces déformations extérieures apparentes correspondent des modifications du muscle utérin et de sa cavité. Très rarement, on a constaté une véritable *atrophie de la matrice* portant un ou plusieurs fibromes sous-péritonéaux; mais c'est, au contraire, une *hypertrophie* parfois considérable que l'on trouve dans le cas de myomes interstitiels multiples; les parois utérines prennent les mêmes caractères que dans la grossesse, avec un développement proportionnel de leur vascularisation.

Cette augmentation générale du volume de la matrice a été justement caractérisée du nom de *grossesse fibreuse* par Guyon, dans sa thèse d'agrégation.

La cavité utérine subit de profondes modifications, non seulement dans sa forme, dans ses dimensions, qui peuvent atteindre 15, 20 et 25 centimètres de profondeur, mais aussi dans la structure de sa muqueuse; nous avons parlé des difficultés et des dangers du cathétérisme de ces utérus myomateux, ces dangers tiennent surtout à l'état subinflammatoire et infectieux de la muqueuse; l'endométrite est, en effet, la compagne ordinaire des fibromes interstitiels et surtout sous-muqueux, et encore davantage des polypes.

Cette vaste surface sécrétante donne lieu à des écoulements muqueux, abondants et septiques, qui macèrent les tissus sur lesquels ils passent, en les ramollissant; aussi bien tout instrument rigide, introduit même sans grande violence, produit-il facilement des éraillures, des plaies de cette muqueuse, d'où une lymphangite envahissant plus profondément la masse pathologique, l'utérus lui-même avec ses annexes. Cette infection propagée peut même se produire spontanément; il y a quelques mois, une femme de quarante-sept ans, portant un gros myome interstitiel du poids de 3 kilos, donnant un écoulement très abondant, fut prise de *phlegmatia alba dolens* du membre inférieur gauche, spontanément, sans exploration, sans cause appréciable, et il fallut attendre plus de deux mois pour pratiquer l'hystérectomie.

abdominale en dehors de tout accident infectieux.

P. Segond et son élève Potherat proposent, par un curettage de la muqueuse utérine, de désinfecter et de rendre aseptique toute cette cavité avant l'intervention radicale.

Mais, si cette précaution peut être efficace dans le cas de cavités encore peu développées, assez régulières, est-ce bien utile dans ces interventions alors fort simples? D'autre part, quand on a eu sous les yeux ces utérus monstrueux, dont la cavité énorme. où se perdrait le manche de la curette. présente les diverticules, les irrégularités les plus difficiles à imaginer et surtout à découvrir et à pénétrer. on se demande quel est le véritable résultat d'un tel prélude qui allonge la durée d'une opération déjà fort laborieuse où s'impose l'économie du sang et du temps.

Nous avons vu l'évolution, le mécanisme de l'expulsion spontanée d'un polype passant à travers le col et accouché dans le vagin ; dans la plupart des cas, le pédicule s'allonge et la paroi utérine garde sa forme générale ; mais il arrive que le pédicule ne s'allonge pas et entraine à la suite du polype expulsé le point de la paroi sur lequel il s'implante ; c'est alors ordinairement sur le fond de l'utérus ou près de lui que se fait l'implantation. Dans ce mouvement, le fond s'abaisse, fait saillie dans la cavité et subit une véritable invagination qui lui permet de passer à travers le col ; ainsi est constituée l'*inversion compliquée* du polype, différente de l'inversion simple, et cette combinaison est plus exposée à être méconnue, car l'attention peut être tout entière portée sur le polype ; l'exploration de la cavité est donc ici d'une importance capitale.

MODIFICATIONS DES ORGANES VOISINS

Les changements de forme et de volume que subit la matrice ne se produisent pas sans entraîner des modifications profondes dans les rapports des organes voisins; parmi ceux-ci, la vessie affecte, comme on le sait, des connexions très intimes avec le col utérin; tous les déplacements, toutes les déformations de cette partie cervicale font subir des changements analogues au réservoir urinaire. Quand le col est entraîné en haut vers l'abdomen, la vessie remonte en même temps, et, de plus, si la surface d'union subit une extension, la vessie s'étale et remonte de 5, 8, 10 centimètres sur la face antérieure de l'utérus myomateux; disposition importante à connaître dans l'hystérectomie abdominale.

Au contraire, lorsque le col est repoussé en arrière vers le sacrum par le développement d'un myome dans la paroi antérieure de l'utérus, jusque dans la lèvre antérieure, la vessie suit le col dans son mouvement de bascule et vient coiffer cette masse sous la paroi vaginale, dans le cul-de-sac antérieur; aussi les ponctions de l'électropuncture dans ce cul-de-sac sont-elles extrêmement dangereuses, et, dans plusieurs cas, elles ont été suivies de fistule vésico-vaginale.

Mais ce qui s'observe le plus souvent aux débuts du développement de la tumeur utérine, c'est la compression soit de la vessie, soit de l'urèthre contre la face postérieure du pubis ; dans le premier cas, la vessie ne contient plus que peu d'urine ; dans le second, au contraire, elle ne peut plus se vider et elle se dilate du côté de la cavité abdominale, d'où la rétention avec tous les accidents du catarrhe vésical.

En arrière de l'utérus, le *rectum* subit des modifications analogues, mais ses connexions normales sont moins intimes; aussi n'observe-t-on guère que des déplacements latéraux ou un aplatissement de son calibre contre la face antérieure du sacrum. Ce sont les tumeurs de moyen volume, demeurant dans le petit bassin, qui déterminent cette compression, et ce sont principalement celles qui s'enclavent dans la cavité pelvienne qui causent la rétention des matières fécales.

Les effets de cette pression se font sentir également sur les autres organes qui passent dans cette cavité sur les côtés de la masse utérine; par ordre d'importance, il faut citer d'abord les *uretères* dont la perméabilité est souvent compromise, d'où la dilatation de l'arbre urinaire remontant jusqu'au bassinet et amenant bientôt l'infection pyélonéphrétique.

Enfin, les *vaisseaux* et les *nerfs* ne subissent pas impunément la pression qui les serre contre la paroi inextensible du petit bassin.

ALTÉRATIONS DES ORGANES ÉLOIGNÉS

Nous avons parlé des lésions *rénales*, mais indirectement le *foie* lui-même présente les caractères de la dégénérescence graisseuse dans le cas de fibro-myome de gros volume, déterminant des phénomènes d'épuisement et de cachexie.

4

Le *cœur* subit un développement proportionnel à l'accroissement et au volume de la tumeur, et, dans le cas de grossesse fibreuse, le muscle cardiaque présente, ainsi que Sébileau (1) l'a bien montré, une hypertrophie absolument analogue à celle qui se produit pendant la grossesse physiologique, ce qui justifie encore l'heureuse expression de Guyon.

Mais, plus tard, les pertes, l'anémie, la nutrition languissante, l'âge, amènent la dégénérescence graisseuse du myocarde et la dilatation des cavités droites du cœur.

Toutes ces altérations, graves par elles-mêmes, assombrissent le tableau clinique de ces tumeurs, malgré leur caractère de bénignité essentielle, et elles expliquent jusqu'à un certain point pourquoi beaucoup de chirurgiens ne leur accordent plus une si complète innocuité.

(1) Sébileau, Le cœur et les grosses tumeurs de l'abdomen (*Rev. Chir.*, 1888).

CHAPITRE II

ÉTIOLOGIE

Depuis longtemps déjà, les auteurs se sont efforcés d'établir les conditions d'origine de ces tumeurs, mais il faut avouer que ces recherches n'ont pas abouti à des résultats bien concluants, d'abord parce que l'exploration ne révèle ces néoplasmes que fort tard après l'époque de leur naissance. Aussi, la clinique, avec l'aide de l'anatomie pathologique, ne donne-t-elle que des conditions banales dans lesquelles se développeraient plus ordinairement les fibro-myomes; encore les auteurs ne sont-ils pas d'accord sur les effets de ces conditions générales.

Les tumeurs fibreuses de l'utérus ne se développent *pas avant la puberté* et rarement dans les premières années de ce nouvel état de la jeune fille; mais plus tard, d'après Bayle, Merkel, Virchow, les *vieilles filles* seraient plus prédisposées aux myomes que les femmes ayant eu des rapports sexuels et surtout ayant eu des enfants. Cette opinion ne repose sur aucune statistique, mais seulement sur une impression générale (Virchow).

Déjà Dupuytren avait combattu cette proposition en montrant que, sur 58 cas, 54 étaient des femmes qui n'étaient plus vierges ; pour Schrœder, la grande majorité des femmes atteintes de myomes sont mariées, et un bon nombre de celles qui ne sont pas mariées se livrent également aux rapports sexuels : sur 792 malades, 614 (77.5 pour 100) étaient mariées, 178 seulement (22.5 pour 100) ne l'étaient pas.

Mais ce que tous les auteurs sont d'accord à reconnaître, c'est la *grande fréquence* de ces tumeurs utérines, et encore ne les observe-t-on pas d'une façon complète, un grand nombre restant à l'état latent pendant toute la vie. Aussi quelques auteurs ont-ils recherché la proportion que l'on peut trouver sur un certain nombre de cadavres. Bayle, sur 100 femmes au-dessus de trente-cinq ans, en a trouvé 20 dont l'utérus était le siège de ces tumeurs.

Chez les femmes ayant dépassé cinquante ans, Klob en aurait trouvé 40 sur 100 avec des corps fibreux. Pour Lawson Tait, ces tumeurs seraient devenues beaucoup plus fréquentes de nos jours, et, comme preuve de la possibilité de ce changement, cet auteur dit que cette affection, inconnue parmi les femmes nègres de l'Afrique équatoriale, serait devenue un fléau pour leurs descendants émigrés dans les États du sud et du centre de l'Amérique. Et, d'après les auteurs américains, les *races nègre et mulâtre* présenteraient des fibromes à un âge très jeune (vingt ans).

Au point de vue purement clinique, la statistique de Schrœder est très intéressante en ce qui concerne l'*âge* auquel les malades réclament des soins; sur 798 malades, 7.26 pour 100 avaient de vingt à trente ans; 28.69 pour 100 avaient de trente à quarante ans, et 51 pour 100 avaient de quarante à cinquante ans. Enfin, il y en eut près de 13 pour 100 au-dessus de cinquante ans.

Les fibro-myomes ont encore été attribués à l'influence de la *stérilité;* mais, comme les multipares donnent une proportion notable d'utérus myomateux, 70 pour 100 d'après Schrœder, il serait plus rationnel d'admettre que, chez les femmes stériles portant des corps fibreux, ce sont ces tumeurs qui ont empêché la grossesse, et cette idée s'accorde bien avec les modifications, les altérations des trompes et des ovaires que nous avons étudiées.

Comme *signe précurseur de la formation* des myomes, Olshausen indique une congestion inflammatoire persistante de l'utérus; déjà Virchow avait incriminé une irritation partielle de la muqueuse gagnant le parenchyme utérin situé au-dessous; mais cet état d'irritation est bien vaguement formulé, et, de son côté, Winckel admet que tous les excitants locaux et généraux peuvent occasionner les myomes; en réalité, on ne connait pas la cause intime du processus qui aboutit au fibro-myome. Et ce n'est pas en se basant sur quatre cas de tumeurs développées peu de temps après l'infection syphilitique que Prochowinck est autorisé à accorder à la syphilis un rôle spécial dans la genèse de ces néoplasmes. Cette genèse ne se trouve pas mieux éclairée par la théorie générale de Conheim sur le développement des tumeurs ; d'après cet auteur, celles-ci seraient dues à la persistance de restes embryonnaires dans la profondeur des parenchymes. A un moment donné, ces restes subiraient une évolution aboutissant à la formation des néoplasmes. La réalité de cette doctrine est encore à prouver, aussi bien pour les fibro-myomes de l'utérus que pour les tumeurs des autres régions.

CHAPITRE III

SYMPTOMES

I. — Troubles fonctionnels.

Le développement des fibro-myomes de l'utérus se fait d'une façon très insidieuse, le plus souvent absolument latente, et nombre de femmes portent une tumeur d'un volume déjà notable sans avoir éprouvé le moindre trouble fonctionnel ; souvent ce n'est qu'à l'occasion d'une autre affection qu'un examen pratiqué méthodiquement révèle l'existence du néoplasme utérin, et il est bien certain que nombre de ces tumeurs restent ignorées jusqu'à la mort.

L'apparition et l'intensité de certains symptômes sont en rapport avec le siège du myome ; en effet, les myomes sous-péritonéaux évoluent lentement et ne provoquent que de faibles réactions du côté du parenchyme utérin, encore moindres du côté de la muqueuse utérine ; leur volume peut donc devenir assez grand. les organes voisins s'adaptant et s'accommodant à cet empiètement lent et silencieux.

Au contraire, le myome qui se trouve directement en rapport avec la muqueuse utérine, qu'il soulève pour faire saillie dans la cavité de la matrice, ne tarde pas à se révéler par des accidents parfois graves et menaçants, alors que l'exploration n'en découvre que difficilement la présence, tant la tumeur est encore d'un petit volume.

Ce sont, en effet, des troubles des fonctions utérines que déterminent tout d'abord les fibro-myomes; au premier rang, il convient de mettre les pertes de sang, puis les écoulements muqueux de nature variable, enfin les douleurs utérines. Chacun de ces symptômes, pris séparément, n'a rien de spécial, rien de particulier aux fibro-myomes; mais l'ensemble de leurs caractères réunis peut souvent permettre de soupçonner la présence du néoplasme, que l'exploration seule révélera d'une façon certaine.

Métrorrhagies. — Ménorrhagies. — Au début, la perte de sang a lieu ordinairement au moment des règles; l'écoulement cataménial augmente de quantité, soit progressivement en quelques mois, soit tout à coup à une époque; dans certains cas, ce n'est pas l'abondance de l'écoulement qui est modifiée, mais sa durée; alors, les règles qui cessaient au bout de cinq à six jours se prolongent huit, dix, douze jours; enfin, quelquefois les *ménorrhagies* sont à la fois abondantes et prolongées, et laissent les femmes dans une profonde anémie, qu'elles n'ont pas le temps de réparer dans la période intercalaire devenue très courte, de quelques jours à peine.

Chez d'autres malades, les pertes menstruelles ne sont pas très abondantes, ni d'une très grande durée, mais le sang revient en dehors des règles, à la suite de marches, de fatigues, d'efforts, quelquefois sans cause appréciable, et ces *métrorrhagies* ont une abondance très variable, parfois très grande, sans cependant mettre la vie en danger. C'est à peine si l'on cite quelques cas exceptionnels où la rupture de gros troncs veineux a déterminé une hémorrhagie mortelle.

Qu'elles surviennent sous forme de ménorrhagies ou de métrorrhagies, ces pertes ont assez souvent un caractère particulier : avec le sang liquide qui s'écoule d'une façon à peu près continue sortent, de temps en temps, de gros caillots noirâtres, qui sont accouchés avec plus ou moins de douleurs.

La quantité de sang perdue n'est nullement en rapport avec le volume de la tumeur et le développement de sa vascularisation, mais bien plutôt avec son siège plus ou moins rapproché de la muqueuse utérine; l'hémorrhagie n'est que l'expression des troubles apportés dans la fonction normale de cette membrane. L'irritation produite par ce corps étranger, aussi bien sur le muscle utérin que sur la muqueuse, détermine une série de réflexes, et parmi eux des troubles vasculaires se manifestant soit par une hyperplasie dans le parenchyme utérin, soit par un écoulement cataménial plus abondant et parfois répété. C'est la muqueuse elle-même et sans altération qui fournit cet écoulement sanguin; l'élément endométrite n'est, en effet, que secondaire et tardif dans la production ou plutôt l'exagération de ce symptôme, car l'hémorrhagie se manifeste pour un petit myome interstitiel peu riche en vaisseaux, alors que l'inflammation n'a pas encore envahi la muqueuse. Ce nouvel élément intervient plus tard par le développement de végétations et d'une vascularisation très abondantes contribuant à augmenter les pertes de sang, comme dans le cas d'endométrite fongueuse hémorrhagique.

Leucorrhée. — *Hydrorrhée.* — En dehors des flux sanguins irréguliers, la présence de certains myomes détermine une exagération de la sécrétion normale de la muqueuse utérine.

Le liquide muqueux produit par l'appareil glandulaire de la membrane interne de la matrice peut augmenter d'abondance et subir des modifications dans ses caractères. C'est encore dans le cas de myome évoluant plus ou moins près de la muqueuse que l'on observe une *leucorrhée* abondante et précoce; cette sécrétion contient un assez grand nombre de globules purulents quand, à l'irritation mécanique et réflexe, vient se joindre l'élément inflammatoire de l'endométrite, surtout dans le cas de polype.

Dans ces cas, ce ne sont que des pertes blanches sans caractères bien particuliers; mais il existe certains faits qui méritent une mention spéciale, autant par l'importance du symptôme et la gêne qu'il apporte que par les erreurs de diagnostic auxquelles il a donné lieu. Sous le nom de *myomes hydrorrhéiques* de l'utérus, Trélat, en 1880, désigna des fibro-myomes fluctuants et donnant lieu à l'écoulement intermittent d'un liquide séreux, ordinairement abondant.

En 1877, Worms avait communiqué à la Société clinique de Paris six cas de ce genre qu'il avait observés; l'un d'eux pris pour un kyste de l'ovaire fut un désastre opératoire arrivé à l'époque où l'on commençait à pratiquer en France l'ovariotomie; la ponction, puis l'incision de la tumeur amenèrent la mort de la malade. Dans un autre cas, Nélaton et Velpeau crurent à un kyste tubo-ovarien communiquant avec la cavité utérine. Trélat (1) lui-même s'arrêta au diagnostic de kyste en communication avec la cavité utérine, tandis qu'il s'agissait d'une tumeur fibreuse de 15 centimètres de diamètre, développée dans l'épaisseur de la paroi droite de l'utérus, dont la cavité était considérablement agrandie et déformée.

Dans les cas de ce genre, la cavité utérine est, en effet, toujours agrandie, et c'est la muqueuse ainsi développée qui sécrète le liquide. Celui-ci s'accumule dans la cavité utérine, l'utérus distendu se contractant pousse à travers le col son contenu et détermine ce qu'une malade appelait « ses cataractes » (2). Le liquide s'écoule parfois sous forme de jet, surprenant les malades, qui peuvent croire d'abord avoir uriné involontairement.

Je viens d'observer deux cas semblables où l'écoulement était tellement abondant que les malades étaient obligées de se garnir continuellement de serviettes qui étaient rapidement imprégnées; dans ces deux cas, la mollesse de la tumeur était extrême, à ce point que le diagnostic de kyste de l'ovaire fut porté par un de nos maîtres en gynécologie; l'hystérectomie abdominale nous montra qu'il s'agissait d'un gros fibrome interstitiel contenant de nombreuses vacuoles remplies de

(1) Trélat, *Cliniq. chir.*, t. II, p. 705.

(2) Berthault, Fibro-myomes fluctuants et hydrorrhéiques, *in Médec. moderne*, 7 mai 1891.

liquide jaunâtre et présentant tous les caractères du myome mou œdématié de Lawson Tait.

Douleurs utérines. — L'état de congestion et d'hyperplasie qui envahit toute la matrice sous l'influence du développement d'un fibro-myome détermine parfois dès le début une sensation douloureuse, sourde, gravative dans le petit bassin, sensation de pesanteur, de plénitude, qui s'éprouve surtout dans la marche ou par les secousses de la voiture; mais la douleur prend un caractère différent au moment des règles et, pendant un temps plus ou moins long, les femmes ne se plaignent que d'une menstruation douloureuse qu'elles n'avaient pas ressentie jusque-là.

L'écoulement menstruel peut même être précédé d'une période de plusieurs jours où les troubles vasculaires s'annoncent par des poussées douloureuses s'étendant du petit bassin à la région lombaire. Tantôt, cet écoulement fait disparaître la douleur; tantôt, au contraire, pendant un ou plusieurs jours se produit une exacerbation de ce symptôme, qui est dû le plus souvent à l'état d'éréthisme, de congestion et de contraction réflexe du muscle utérin sous l'influence du noyau myomateux.

Parfois, les douleurs prennent le caractère de *coliques utérines* rappelant « les tranchées » que détermine l'accouchement normal, avec les mêmes degrés d'intensité. D'abord, ces coliques se montrent au moment des règles et s'accompagnent de ménorrhagies abondantes; elles sont ordinairement dues à l'évolution, à la migration d'un myome sous-muqueux tendant à se pédiculiser.

Lorsque le polype est constitué, les douleurs deviennent réellement « expultrices », avec le caractère de distension et de déchirement qui est des plus pénibles avec les douleurs de reins. Ces contractions utérines poussent le polype vers l'orifice interne et dilatent peu à peu le col; mais une grande partie de ce travail est perdue par la résistance du pédicule, qui ne s'allonge que lentement. Pendant l'effort utérin, on peut apercevoir le sommet du polype bombant entre les lèvres du col, qu'il entr'ouvre, puis survient une période de repos, et le polype rentre dans la cavité utérine; de là ces *apparitions intermittentes* qui expliquent les diagnostics différents portés à quelques jours d'intervalle.

Enfin, après plusieurs périodes de travail, la tumeur franchit le col utérin et est accouchée dans le vagin; le plus souvent, le pédicule s'est laissé allonger et étirer, le point d'implantation sur la paroi utérine restant en place; mais, quelquefois, le pédicule reste court, c'est cette paroi même qui a suivi le mouvement d'expulsion et, en se retournant, en s'invaginant, elle est venue, elle aussi, franchir le col et constituer une variété d'inversion utérine qu'il faut savoir rechercher.

Une fois expulsée et accouchée dans le vagin, la tumeur subit des modifications parfois considérables, mais les douleurs utérines perdent leur intensité et leurs paroxysmes.

II. — Symptomes de voisinage.

Il est rare que les fibro-myomes déterminent par eux-mêmes une irritation assez violente du péritoine et des organes voisins ; quand cette réaction péritonéale se manifeste par des douleurs, par des réflexes éloignés, il est ordinaire de trouver une complication inflammatoire, soit du côté de la matrice elle-même, soit du côté des trompes et des ovaires.

Irritation péritonéale. — Adhérences. — Cependant, l'évolution des myomes sous-séreux,et surtout de ceux qui se pédiculisent,peut entraîner des troubles assez graves. La masse subit, en effet, des déplacements parfois rapides et répétés qui changent toute la statique des organes du petit bassin. Les malades se plaignent de tiraillements, de secousses douloureuses dans la région sacrée ; ces frottements, ces chocs des organes pelviens et abdominaux amènent une hypersécrétion de la séreuse péritonéale, d'où un épanchement parfois assez notable ; mais plus souvent cette irritation détermine de véritables poussées de péritonite partielle, suivies fatalement d'adhérences du myome avec les organes voisins, et se manifestant par la réaction douloureuse particulière au péritoine, avec exacerbations au moment des règles. Ces douleurs, dues à l'irritation péritonéale, sont importantes à reconnaître au point de vue du pronostic de l'intervention opératoire, qui se trouve assombri par les difficultés dues à la présence des adhérences.

Phénomènes de compression. — Les fibro-myomes qui subissent un développement assez considérable remplissent peu à peu le petit bassin, et ordinairement ils remontent vers le détroit supérieur, qu'ils dépassent bientôt pour continuer à évoluer dans la grande cavité abdominale, de sorte que leur plus grand diamètre horizontal, dépassant les dimensions du détroit du supérieur, vient reposer sur celui-ci sans pouvoir pénétrer de nouveau dans le petit bassin.

Mais dans certains cas de fibromes développés assez bas sur la paroi postérieure de l'utérus, ou de fibromes sous-séreux entraînés par leur poids dans le cul-de-sac de Douglas, la tumeur se développe sur place, se moule sur les parois de l'excavation pelvienne et, lorsqu'elle devrait remonter dans l'abdomen, elle ne peut plus passer entre les saillies du promontoire, du pubis et des muscles psoas; elle est immobilisée dans le petit bassin, où elle va continuer à se développer en comprimant les organes voisins : le fibrome est *enclavé*.

Il existe un autre obstacle à l'ascension de certains fibromes vers l'abdomen, sans que le détroit supérieur intervienne. Les fibromes développés dans les ligaments larges, ou *fibromes pelviens* de Pozzi, sont maintenus sur le plancher du petit bassin par leurs enveloppes ligamenteuses, et, sans être réellement enclavés, ils déterminent des troubles de compression extrêmement graves; toutes les manœuvres pour réduire l'enclavement sont alors inutiles.

Utérus et trompes. — D'abord, l'utérus lui-même, repoussé du côté opposé à celui où se développe la tumeur, subit diverses déformations, telles que des flexions, des atrésies du canal cervical, d'où des troubles dans la sortie des écoulements, d'où de la *dysménorrhée*. Du côté des trompes, le déplacement, l'oblitération plus ou moins complète de leur canal, amènent de la rétention des sécrétions, et, d'autre part, constituent un obstacle fréquent à la rencontre de l'ovule avec les spermatozoïdes, d'où la *stérilité*.

Vessie. — La vessie, par sa situation et ses rapports intimes avec la face antérieure de l'utérus, ressent parfois dès le début les effets du développement des néoplasmes utérins ; de petits myomes de la face antérieure viennent s'appuyer sur le réservoir urinaire, dont la réplétion ne peut plus librement se faire ; de là des mictions fréquentes et répétées. Plus ordinairement la vessie s'élève au-dessus du pubis, et c'est son col qui se laisse comprimer contre la symphyse et s'oppose à l'évacuation de l'urine ; de sorte que, dans certains cas, la vessie a pu prendre un développement énorme, soit d'une façon lente et progressive, soit rapidement et d'une manière suraiguë au moment des règles ; tantôt l'issue de l'urine est totalement supprimée, tantôt il se fait un écoulement plus ou moins irrégulier par regorgement. De là le principe formel de pratiquer le cathétérisme évacuateur dans ces examens difficiles avant de porter un diagnostic, car elles sont assez communes les tumeurs kystiques que la sonde a fait disparaître.

Uretères. — Lorsque l'évacuation de la vessie ne

peut se faire, la distension remonte dans les voies urinaires, les uretères se dilatent, les reins eux-mêmes sont soumis à toutes les altérations de la rétention.

Mais, sans que la vessie soit mise en cause, les uretères eux-mêmes peuvent être directement soumis aux effets de la compression, soit d'un seul côté, soit des deux côtés, par le développement d'un fibrome pelvien envahissant le ligament large jusqu'à sa base, s'appuyant sur l'uretère correspondant, ou bien par l'enclavement d'une grosse tumeur comprimant les deux uretères sur les parois inextensibles du petit bassin.

Ces troubles urinaires ont été signalés en 1849 par Murphy; ils ont été étudiés depuis par Hanot, par Pozzi surtout, qui a bien montré, d'une part, la fréquence de cette complication et, d'autre part, la gravité qu'elle donne à l'intervention chirurgicale, comme dans les faits de See, de Skene, de Wallis, où l'autopsie révéla la pyélonéphrite comme la cause d'insuccès imprévus à la suite de tentatives infructueuses de réduction d'un utérus fibromateux enclavé, ou de simples castrations où les phénomènes d'urémie consécutive s'expliquèrent par la compression et la dilatation des uretères et des bassinets.

Les douleurs lombaires ne doivent donc pas être attribuées *à priori* simplement à la présence du fibromyome dans la matrice, ni être regardées comme le symptôme réflexe ordinaire de toute affection de cet organe. La palpation des fosses lombaires doit être faite avec le plus grand soin, selon les préceptes si nettement posés par l'école de Necker ; de même l'examen des urines devra être pratiqué rigoureuse-

5

ment chez toute femme éprouvant des troubles fonctionnels dus à un fibrome utérin volumineux.

Ce sont ces complications graves qui justifient l'opinion de plusieurs chirurgiens sur la trop grande bénignité attribuée jusqu'ici aux tumeurs fibreuses de l'utérus : la dysurie, la dilatation des voies urinaires supérieures, les menaces d'albuminurie, de pyélonéphrite suppurée, d'urémie, constituent de puissantes indications pour l'intervention opératoire.

Rectum. — Intestin grêle. — Le rectum, moins intimement en rapport avec l'utérus, moins étroitement fixé à la concavité du sacrum, subit moins rapidement que la vessie les effets du développement des fibromyomes, bien que ceux-ci naissent plus souvent de la paroi postérieure de l'utérus. D'ailleurs, la constipation est tellement fréquente chez la femme que ce trouble fonctionnel n'attire que tardivement l'attention; mais il peut atteindre un degré extrême; ce n'est qu'avec les plus grandes difficultés que les malades luttent contre cette constipation opiniâtre, qui détermine des troubles digestifs de plus en plus marqués et s'ajoute ainsi aux autres causes d'épuisement. La rétention progressive des matières intestinales produit, en effet, une véritable intoxication, que Robert Barnes a caractérisée du nom de *copremie*, et qui s'explique bien aujourd'hui par la résorption des ptomaïnes et des leucomaïnes.

Ce n'est qu'exceptionnellement que la compression a déterminé un obstacle absolu et complet au cours des matières dans l'intestin, avec les phénomènes graves de l'obstruction intestinale. Ce genre d'accidents s'observe surtout dans le cas de fibromes enclavés dans le petit bassin, et au moment de la poussée congestive menstruelle. La réduction de l'enclavement a pu suffire pour faire cesser les accidents; mais, dans d'autres cas, on a dû pratiquer un anus contre nature pour parer aux symptômes menaçants; et l'on connaît plusieurs faits d'iléus de cette origine terminés par la mort.

On peut observer des phénomènes brusques d'étranglement interne chez des femmes portant depuis longtemps une tumeur fibreuse de l'utérus; j'ai dû pratiquer d'urgence l'hystérectomie abdominale chez une femme de soixante ans, prise subitement d'accidents graves d'occlusion intestinale. Depuis de longues années, son fibrome, du volume d'une tête de fœtus à terme, ne lui causait aucun trouble; mais la tumeur enlevée, je trouvai dans le cul-de-sac de Douglas l'intestin grêle engagé sous une bride fibreuse, résistante, allant de la face postérieure de la tumeur à la concavité du sacrum; les accidents d'occlusion cessèrent aussitôt.

Vaisseaux et nerfs. — Tant que la tumeur est encore dans le petit bassin, les effets de son développement se font d'abord sentir sur la circulation des veines hémorroïdales, par pression sur la dernière partie du gros intestin, puis par les congestions menstruelles qui retentissent sur toute l'excavation. Mais, lorsque le fibrome arrive à remplir cette cavité, la pression irrite les branches d'origine des sciatiques, d'où des fourmillements, des douleurs parfois très vives, qui s'irradient dans les membres inférieurs, et ces phénomènes subissent de véritables paroxysmes au moment des règles, ainsi que l'ont observé G. Kidd et Jude Hue, de Rouen.

Lorsque le fibrome dépasse le détroit supérieur, sa masse vient s'appuyer sur les psoas, et là c'est le nerf crural qui subit les effets de la compression. Les vaisseaux iliaques eux-mêmes sont déprimés ; mais, les veines se laissant plus facilement aplatir, la circulation en retour peut être entravée d'une façon plus ou moins complète, et l'œdème envahit un ou les deux membres inférieurs avec des irrégularités dans l'intensité de ce symptôme.

Parfois, l'œdème unilatéral apparaît rapidement et s'accompagne des douleurs caractéristiques de la *phlegmatia alba dolens* ; cet accident est probablement dû à la double influence de la compression et de l'infection d'une partie de la muqueuse, déterminant la phlébite des veines utérines.

Troubles cardiaques. — Nous avons vu que le muscle cardiaque pouvait présenter des altérations modifiant profondément ses fonctions ; bien que ces altérations ne soient pas spécialement consécutives aux gros fibromes de l'utérus, elles n'en méritent pas moins une grande attention en clinique, ainsi que l'a montré Hofmeier en 1884. Les recherches de Fehling, de Fenwick, de Sébileau établissent bien que le pronostic doit être, de ce fait, plus sévère pour les fibromes dont l'évolution est progressive, puisqu'ils ont pu entraîner la mort par la dégénérescence graisseuse du cœur dans plusieurs cas abandonnés à eux-mêmes. Mais, par ailleurs, s'il y a là un argument contre la prétendue bénignité symptomatique des tumeurs fibreuses, il faut encore se rappeler que, dans les cas de ce genre, le pronostic opératoire e t assombri et que le myocarde atteint de dégénérescence graisseuse exige plus d'attention pour le chloroforme et plus de rapidité dans la technique opératoire. Le cœur sera donc toujours examiné avec soin chez ces malades.

III. — Signes physiques.

Les troubles fonctionnels que nous venons d'étudier sont plus ou moins constants, plus ou moins précoces et leur intensité est très variable : ils dépendent surtout de la situation et des rapports que la tumeur affecte avec les parois et la cavité utérine. A mesure qu'il se développe, le fibro-myome prend des caractères propres, qu'une exploration attentive et expérimentée ne saurait méconnaitre, de même que les modifications que subit l'utérus dans sa forme et dans ses rapports. Aussi, pour arriver à une étude complète de l'évolution du néoplasme, faut-il mettre en œuvre les différents moyens d'investigation dont le clinicien dispose.

Inspection.— Tant que la tumeur est assez petite pour demeurer dans la cavité pelvienne, elle ne détermine pas une augmentation appréciable du volume du ventre : mais, dès qu'elle dépasse le niveau du pubis, elle peut former sur la ligne médiane d'abord une légère saillie à l'hypogastre. Cette saillie s'accentue à mesure que le volume de la tumeur s'accroît ; celle-ci atteint et dépasse l'ombilic, et vient jusque sous les fausses côtes soulever la base de la poitrine; les fibromes et surtout les tumeurs fibro-kystiques peuvent, en effet, constituer les néoplasmes les plus volumineux de l'abdomen.

Palpation. — Il est rare que la malade elle-même ait remarqué la présence de la tumeur en palpant son ventre : mais, dans ce cas, c'est sur la ligne médiane, au-dessus du pubis, qu'elle l'a sentie.

La main qui explore la cavité abdominale trouve plus ou moins facilement les myomes de petites dimensions, selon l'état de relâchement ou de tension des parois du ventre; mais, dès qu'elle peut en trouver le contact, elle perçoit un caractère des plus importants, la consistance particulière du fibro-myome ordinaire qui présente une *dureté légèrement élastique*. Quand la tumeur a subi une évolution abdominale assez avancée, cette sensation permet d'établir sûrement la nature du néoplasme.

Mais il faut dire de suite que cette consistance n'est pas toujours identique, et la variété à laquelle Lawson Tait a donné le nom de myome mou œdématié est d'une *mollesse* absolument trompeuse et donne complètement l'idée d'une masse kystique uniloculaire, ou d'un utérus gravide, à ce point que, dans deux cas, Lawson Tait referma le ventre, craignant d'ouvrir un utérus renfermant un fœtus.

Enfin, la tumeur fibro-kystique présente des parties dures et des parties molles, fluctuantes, celles-ci répondant alors à des cavités réellement remplies du liquide particulier dont nous avons déjà parlé.

La palpation révèle encore un caractère important des fibro-myomes dans le cas de myomes multinodulaires; au lieu d'une masse régulièrement arrondie, la main perçoit une série de nodosités secondaires, dures, faisant saillie sur la masse principale, dont elles se détachent parfois très nettement, grâce à un pédicule assez long.

Percussion. — Lorsque la tumeur est arrivée dans la cavité abdominale, elle se met en contact avec la paroi antérieure de l'abdomen, repoussant les anses intestinales en haut et sur les côtés, de la même façon qu'un kyste de l'ovaire; et, dans toute son étendue, on perçoit une *matité* absolue qui ne se déplace pas selon la position plus ou moins inclinée de la malade. Mais il faut bien se rappeler que, dans certains cas, les tumeurs fibreuses de l'utérus s'accompagnent d'un épanchement ascitique parfois abondant; la percussion méthodiquement pratiquée permettra de le distinguer d'une masse fibro-kystique.

Auscultation. — Nous avons vu que certains fibromyomes présentent une vascularisation extrêmement active; les myomes télangiectasiques en particulier sont parcourus par une quantité abondante de sang, aussi trouve-t-on les ligaments larges et la surface de la tumeur à sa base occupée par des vaisseaux d'un volume énorme. Ces conditions expliquent bien les bruits vasculaires intenses que l'on entend en appliquant l'oreille sur ces grosses tumeurs, et, d'après Winckel, dans 50 cas sur 100 on percevrait ce *souffle* qui présente tous les caractères du souffle utérin de la grossesse ; dans un cas où Pozzi avait perçu un bruit de souffle très fort avec thrill, il trouva dans le ligament large un vaisseau du calibre de l'humérale. L'existence de ces bruits vasculaires est importante à connaître pour éviter de grosses erreurs de diagnostic.

Toucher vaginal. Exploration bimanuelle. — Le toucher vaginal, seul ou encore mieux combiné avec la palpation abdominale, constitue le mode d'exploration qui permet de reconnaître le plus sûrement les caractères propres, les rapports de la tumeur utérine dès les premières étapes de son développement.

Lorsque le myome a pris naissance dans l'épaisseur du col utérin, le toucher vaginal seul peut suffire : le doigt trouve l'une des lèvres notablement développée, et la muqueuse du museau de tanche glisse sur une masse arrondie et résistante autour de laquelle l'autre lèvre, amincie et étirée, décrit une sorte de croissant.

Si la tumeur s'est énucléée dans le canal cervical et est devenue sous-muqueuse, elle entr'ouvre bien vite l'orifice externe, où le doigt en pénétrant est arrêté par cet obstacle ; il peut le contourner sur une partie de sa surface et même trouver le point d'implantation peu élevé si le myome est pédiculisé.

Mais, si le doigt contourne de toutes parts la tumeur intra-cervicale, le point d'attache est dans la cavité du corps, et le polype a été chassé à travers l'orifice interne jusque dans le col, dont les lèvres entr'ouvertes laissent passer dans le vagin le sommet ou même la totalité du polype, qu'elles entourent à la façon d'une collerette.

Le doigt explorateur peut trouver l'évolution du polype moins avancée : l'orifice externe est très petit et ne s'est pas encore laissé dilater ; mais le col, diminué de longueur, est complètement effacé, et immédiatement au-dessus des lèvres tendues et réduites à la plus petite épaisseur, le doigt reconnait une masse arrondie se développant immédiatement au-dessus des culs-de-sac vaginaux. Cet état du col, joint aux hémorrhagies et aux douleurs expultrices, me permit de diagnostiquer, sans autre exploration, chez une vierge un polype intra-utérin du volume d'une orange, dont l'ablation fit cesser des accidents datant de plusieurs années.

Dans les cas précédents, le toucher vaginal suffit pour établir les caractères et les rapports de la tumeur ; mais ce ne sont pas les cas les plus fréquents, car nous savons que, le plus souvent, les fibromyomes se développent dans le corps de l'utérus et surtout au niveau de la paroi postérieure ou de son fond. Le toucher vaginal devient alors insuffisant et doit être combiné avec la palpation de l'abdomen. Cette *exploration bimanuelle* permet ordinairement d'établir avec une grande précision la situation de la tumeur dans la paroi de l'utérus, son volume, sa consistance, sa forme et aussi la présence d'autres masses voisines de même nature en voie de développement, tout en isolant l'utérus ainsi transformé des autres organes pelviens, des trompes et des ovaires, dont l'intégrité peut être en même temps recherchée.

A mesure que la tumeur s'accroît et tend à remplir l'excavation pelvienne, les résultats de l'exploration deviennent moins nets et moins précis, et, dans certains cas, on ne perçoit plus qu'une masse utérine immobilisée dans le petit bassin, contre les parois duquel elle comprime les autres organes pelviens, en causant tous les symptômes de l'enclavement. Parfois, dans ces manœuvres, la main vaginale arrive à déterminer le passage de cette masse au-dessus du détroit supérieur; l'examen en devient plus facile ; d'autre part, l'enclavement est réduit, la tumeur est devenue abdominale et va poursuivre son évolution sans accidents, un certain temps du moins.

Mais parfois aussi l'exploration permet de reconnaître que la tumeur s'est développée dans la partie sous-séreuse du col de l'utérus, en déprimant le cul-de-sac vaginal correspondant aux dépens du museau de tanche : on a affaire alors à la variété pelvienne de Pozzi, ou sous-aponévrotique de Delbet. Le myome siège dans l'épaisseur du plancher pelvien et se trouve par là même invinciblement fixé dans cette région, où il va déterminer des troubles graves de compression, cette forme de l'enclavement étant absolument irréductible.

Cette variété pelvienne est heureusement assez rare. Bien plus souvent, les fibro-myomes qui prennent un grand développement sont des tumeurs interstitielles ou sous-péritonéales qui ne tardent pas à quitter le petit bassin pour se développer aisément dans la cavité abdominale ; le toucher vaginal permet alors de reconnaître que le col est très élevé, entraîné à la suite de la masse abdominale, en même temps que le vagin est fortement étiré et allongé ; de plus, l'exploration bimanuelle fournit un signe d'une importance capitale: outre qu'elle perçoit tous les caractères propres de la tumeur fibreuse, la main placée sur la paroi abdominale antérieure peut imprimer à cette masse des mouvements de latéralité ou d'abaissement, et *tous ces mouvements se transmettent* à peu près intégralement au col utérin en contact avec le doigt vaginal.

Cependant, ce signe peut être assez mal perçu, il peut même faire défaut dans certaines explorations où l'on a pourtant affaire à des tumeurs utérines: dans ce cas, l'évolution est arrivée à une énucléation plus ou moins complète du fibro-myome sous-péritonéal qui est pédiculisé. Si ce pédicule est assez court et épais, il transmet encore plus ou moins bien à l'utérus les mouvements passifs imprimés à la tumeur; mais, si celle-ci ne tient plus à la matrice que par un lien assez long et assez souple, les mouvements ne se transmettent plus au col utérin.

Les différentes variétés de tumeurs que nous venons de passer successivement en revue peuvent coexister, se combiner entre elles et constituent des cas parfois extrêmement complexes, dont l'analyse exige, pour être menée à bien, une éducation minutieuse du toucher et une expérience clinique consommée.

Toucher rectal. — L'exploration des tumeurs fibreuses développées dans la paroi postérieure de l'utérus peut être utilement complétée par le toucher rectal, qui permet d'atteindre une partie plus élevée de ces tumeurs et de mieux reconnaître leurs rapports avec l'utérus.

Examen au spéculum. — Il est rare que l'examen au

spéculum fournisse des renseignements que le toucher vaginal n'ait pas déjà donnés plus complètement ; cet examen n'a, en effet, d'intérêt que dans le cas de corps fibreux du museau de tanche, et surtout de polypes, soit que ceux-ci entr'ouvrent l'orifice externe et montrent leur extrémité, plus ou moins modifiée dans sa couleur par des altérations de la muqueuse, soit qu'ils fassent des apparitions intermittentes, soit qu'ils soient entièrement accouchés dans le vagin, où ils subissent des troubles profonds dans leur nutrition. Tous les changements de coloration sont ainsi révélés à la vue par l'emploi du spéculum ou mieux de valves, de rétracteurs, surtout dans le cas d'énormes polypes, comme les appelle Pozzi.

Cathétérisme utérin. — Hystérométrie. — Ce mode d'exploration est souvent utile, il est parfois indispensable ; il fournit un élément de diagnostic de première valeur, mais nous savons que cette manœuvre est particulièrement dangereuse dans le cas où l'utérus porte un ou plusieurs fibro-myomes ; il ne suffit pas alors, en effet, de s'assurer d'abord de l'état de vacuité de l'utérus et ensuite de l'asepsie rigoureuse de l'instrument, obtenue par le flambage, le vagin lui-même ayant été purifié par un lavage antiseptique. Nous savons que l'utérus myomateux est souvent atteint d'endométrite et renferme des germes pathogènes dont la virulence peut entrer en action sous l'influence de la moindre effraction pratiquée sur cette muqueuse ramollie, tomenteuse ; le bout de l'hystéromètre manié sans légèreté ni souplesse de la main constitue donc un instrument essentiellement dangereux, car il va pénétrer dans une cavité déviée, déformée et sinueuse, où les myomes font une saillie marquée contre laquelle le cathéter ira se heurter.

Le cathétérisme utérin se fera donc avec les plus grandes précautions.

La première consiste à ne jamais cathétériser l'utérus sans avoir pratiqué l'exploration bimanuelle qui fournit des notions sur la direction probable de la cavité utérine et sur la courbure la plus favorable à donner à la tige métallique, si l'on ne se sert pas d'un hystéromètre flexible, souvent préférable dans ces cas.

Le spéculum ou les valves facilitent l'introduction du cathéter, et souvent la fixation du col avec une pince à érignes sera utile pour amener l'orifice externe en avant et redresser le canal cervical. Parfois la déviation de la cavité utérine exige que le manche de l'hystéromètre soit porté fortement en bas ou sur un côté ; il est préférable alors d'enlever le spéculum ou les valves pour déprimer plus facilement la vulve et permettre au bec du cathéter de suivre sans violence les sinuosités de la cavité où il doit s'enfoncer.

Avec la garantie de ces précautions, l'hystéromètre fournit un signe d'une haute valeur : *l'agrandissement de la cavité utérine.*

Dans le cas de corps fibreux, en effet, l'hystéromètre, au lieu d'être arrêté à 6 ou 7 centimètres, s'enfonce jusqu'à 9, 10, 12 ou 20 centimètres, sans qu'il y ait d'allongement hypertrophique du col ; et, dans certains cas, la tige tout entière pénètre dans la cavité, le manche lui-même peut y disparaître sans en atteindre le fond, ce qui fit croire autrefois à quelques cliniciens qu'ils avaient affaire à un kyste en communication avec la cavité utérine, soit un kyste tubo-ovarien développé dans la partie externe de la trompe de Fallope, soit un kyste de l'ovaire ouvert dans la cavité utérine. D'autre part, il faut encore rappeler que des fausses routes et des perforations utérines trouvées à l'autopsie ont fourni l'explication de certains cathétérismes extraordinaires, donnés comme des pénétrations de l'hystéromètre dans une trompe.

L'augmentation de longueur de la cavité utérine n'est pas le seul renseignement fourni ainsi par l'hystéromètre : au lieu d'être immobilisé contre les parois antérieure et postérieure, sans pouvoir être notablement incliné sur les côtés, comme cela se passe dans un utérus normal, l'hystéromètre peut osciller à droite et à gauche, et, malgré sa courbure, il peut subir assez facilement des mouvements de rotation complète. Toutes les dimensions de la cavité utérine dans ce cas ont subi une augmentation considérable.

En imprimant ces différents mouvements à l'hystéromètre, la main peut percevoir la saillie formée par un corps fibreux sous-muqueux et surtout par un polype, et donner ainsi des renseignements précieux sur les caractères du néoplasme.

Toucher intra-utérin. — L'exploration de la cavité utérine à l'aide de l'hystéromètre reste souvent insuffisante pour établir très exactement le siège, le volume de la tumeur et surtout ses rapports intimes avec la paroi de la matrice ; aussi l'idée d'introduire l'index dans cette cavité date-t-elle déjà d'un temps assez éloigné. Ce fut Simpson, en 1844, qui le premier proposa ce mode d'examen. Mais le passage à travers le col ne fut rendu pratique que lorsque Sloan, en 1862, eut fait connaître l'emploi des tiges de laminaire. Depuis cette époque, les moyens de dilatation artificielle du col utérin se sont multipliés, et aux procédés de dilatation lente et immédiate se sont ajoutés les procédés sanglants. Toutes ces interventions, assez sérieuses par elles-mêmes, se trouvent justifiées aujourd'hui sous le couvert de l'antisepsie.

On peut arriver à une ouverture suffisante du canal cervical soit par la *dilatation lente* avec les tiges de laminaire volumineuses ou au besoin en fagots, soit par la *dilatation immédiate progressive* avec les bougies graduées de Lawson Tait, de Hégar; mais la *dilatation immédiate forcée*, avec les dilatateurs à branches de Sims, d'Ellinger et de Collin, ne donne pas un passage suffisant pour l'index explorateur.

Dans certains cas, une seule séance d'exploration intra-utérine ne permet pas de porter un diagnostic bien complet; de là l'idée de maintenir cette dilatation un temps assez long pour faciliter de nouvelles investigations et même des interventions curatives.

De plus, ce n'est pas seulement le toucher intra-utérin qui peut se pratiquer alors, mais, grâce à ces grandes dilatations, avec ou sans l'aide d'un spéculum intra-utérin, le regard peut pénétrer dans la cavité utérine et la vue elle-même contribue à fournir des notions précises sur les modifications de cette cavité.

C'est à Vulliet, de Genève, que nous devons le procédé de la *dilatation par tamponnement*.

Son élève Juillard (1) expose ainsi cette méthode : quand la tumeur n'a pas déjà entr'ouvert et dilaté le canal utérin, Vulliet commence la dilatation en introduisant d'abord dans la cavité des sondes uréthrales d'homme; si le canal est perméable à une sonde du n° 25 environ, il place une tige de laminaire.

Une fois le canal élargi et de calibre uniforme, on commence l'introduction des tampons.

Les tampons sont faits avec du coton antiseptique, auxquels on attache un double fil; ils sont ensuite plongés dans une solution éthérée d'iodoforme, d'iodol ou de salol de 6 à 10 pour 100.

On ne doit pas les employer avant dessiccation complète.

Le volume de ces tampons varie entre celui d'un haricot et celui d'une grosse noix.

Ils sont portés à l'orifice externe cervical au moyen de pinces à pansement longues et minces, de courbure variable; de là ils sont poussés petit à petit jusque dans la cavité utérine avec une tige résistante.

Pour faciliter l'introduction des tampons, Vulliet fixe une des lèvres du col avec des pinces à griffes et l'abandonne à un aide chargé de produire un certain degré de tension et d'abaissement. De cette façon, le canal utérin devient plus rectiligne.

Tous les fils des tampons pendent au dehors de la vulve; on peut les compter et les réunir ensuite en les comprenant tous dans un seul nœud. Un autre tampon d'ouate ou de gaze iodoformée est roulé autour

(1) Juillard, *Extraction par les voies naturelles des fibromyomes utérins*; Genève, 1889.

du cordon formé par la réunion des fils et poussé jusqu'au fond du vagin.

Le nombre des tampons qu'on peut introduire dès la première séance dépend du degré de dilatation préexistante ; il varie, en général, de six à quinze.

On les laisse à demeure vingt-quatre ou quarante-huit heures ; au bout de ce temps, on les retire, on lave la cavité avec une solution antiseptique et on introduit ensuite de nouveaux tampons plus volumineux et plus nombreux.

Il faut, en général, quatre ou cinq séances de dilatation pour pouvoir faire un toucher intra-utérin avec un seul doigt. Pour faire l'examen complet avec plusieurs doigts, la dilatation devra toujours être poussée plus loin, ce qui peut exiger cinq ou six séances supplémentaires.

Quelquefois, on n'arrive pas, ou plutôt on n'arrive pas assez vite avec les tampons à réaliser le degré de distension nécessaire ; on pourra alors recourir à des faisceaux de laminaire ; entre les tiges, on pourra glisser des tampons destinés à entretenir l'asepsie.

La méthode de Vulliet présente certainement un très grand intérêt au point de vue du diagnostic, mais elle devient très importante dans le traitement de certaines variétés de fibro-myomes, ainsi que nous le verrons, et, à ce titre, elle mérite d'être plus connue, surtout aujourd'hui où la voie vaginale tend à prendre une prépondérance marquée.

Toutefois, elle est passible d'un grand reproche, si l'on considère le nombre et la durée des séances, en un mot le temps qu'elle exige.

Dans certains cas, en effet, il y a avantage ou même

nécessité à obtenir rapidement la dilatation pour explorer la cavité utérine ; c'est là l'indication des *procédés sanglants* qui constituent de véritables opérations, soit que l'on ait simplement à pratiquer un débridement de chaquecôté de l'orifice externe constituant le seul obstacle, soit qu'il faille inciser le canal cervical dans toute sa hauteur jusqu'à l'orifice interne par un débridement bilatéral, accompagné au besoin de scarifications plus ou moins profondes de la face interne du col et alors, dans certains cas, il est prudent de faire la ligature préliminaire des artères utérines.

Avec ces procédés, en peu d'instants le toucher utérin peut être pratiqué et suivi au besoin de l'intervention thérapeutique : il est inutile d'ajouter que ces procédés sanglants exigent un matériel d'une asepsie absolue.

CHAPITRE IV

MARCHE. — TERMINAISONS.

Le plus grand nombre des fibro-myomes se développent fort lentement, sans manifester leur présence par des troubles importants, et bien des femmes sont atteintes de cette affection sans s'en douter, sans même qu'un examen gynécologique en indique l'existence ; les autopsies complètes, en révélant la fréquence de ces néoplasmes de la matrice, viennent confirmer l'idée de la bénignité ordinaire qui est attribuée à ces tumeurs.

D'ailleurs, l'évolution des fibro-myomes est comprise dans une période relativement limitée ; ils ne se montrent qu'après la puberté, et encore dans les premières années sont-ils assez rares ; nous avons vu qu'ils deviennent plus fréquents pendant la période de la plus grande activité génitale, vers trente ans, et ce n'est que plus tard, après quarante ans surtout, qu'ils déterminent de nombreux accidents pour lesquels les malades viennent en plus grand nombre réclamer des secours.

Puis, vers cinquante ans d'ordinaire, ces troubles s'apaisent progressivement et s'éteignent enfin ; l'appareil génital de la femme rentrant dans le repos et subissant plus ou moins vite les phénomènes régressifs de la ménopause, les fibro-myomes, comme de véritables parasites, subissent la même régression, mais tardivement, et dans des cas assez nombreux fort tardivement. S'il est vrai, en effet, de dire que la ménopause amène la disparition des hémorrhagies et des douleurs, la diminution ou du moins l'état stationnaire de la tumeur, il faut ajouter que la présence même de cette tumeur détermine un retard toujours notable, parfois considérable, de cette transformation physiologique de l'appareil génital, et ce serait un leurre que d'espérer de la ménopause la disparition spontanée des accidents à l'époque normale à peu près fixe.

Les différentes variétés de fibro-myomes que nous avons étudiées à propos de l'anatomie pathologique ne présentent pas la même évolution.

Les myomes sous-muqueux et surtout les polypes trahissent assez vite leur présence par l'apparition d'accidents dont l'intensité variable n'est pas proportionnée au volume du néoplasme; de petits polypes déterminent parfois des pertes abondantes et des douleurs extrêmement vives au moment des règles.

Ce sont les fibromes interstitiels dont l'accroissement est le plus rapide; ces tumeurs atteignent en quelques années, parfois en quelques mois, des dimensions énormes, ce qui est en rapport avec leur vascularisation intense. Il convient d'en rapprocher, à ce point de vue, les tumeurs fibro-kystiques dont le développement continu est encore plus rapide, grâce à la production plus facile de leur contenu liquide ; cette variété constitue dans certains cas les masses les plus considérables, et c'est presque la seule qui, par le volume et le poids, mette fatalement en danger la vie de ces malades.

Au contraire, les fibro-myomes sous-séreux, qui tendent à se pédiculiser, ne présentent qu'un accroissement assez lent ; ils peuvent cependant arriver à un volume assez grand, et, si au début ils ne déterminent aucun symptôme, peu à peu ils impriment, grâce à leur mobilité dans l'abdomen, des déplacements fort pénibles à la matrice ; c'est ainsi qu'ils peuvent tomber dans le cul-de-sac de Douglas et s'y enclaver.

Enfin, ces myomes sous-séreux pédiculisés présentent une élongation et un amincissement progressifs de leur pédicule, qui peut enfin se rompre et amener ainsi l'isolement complet du néoplasme par rapport à la matrice. Dès lors, la tumeur cesse définitivement de s'accroître ; elle peut même subir certaines transformations si sa nutrition n'est pas assurée par des adhérences avec les organes voisins.

Quels que soient leur variété et leur siège, à un moment de leur évolution, parfois assez longtemps avant la ménopause, les fibro-myomes peuvent subir un ralentissement de leur développement, puis un arrêt définitif ; ils restent alors stationnaires en même temps que les accidents dont ils étaient cause diminuent d'intensité ; mais il faut bien dire que cette heureuse terminaison est exceptionnelle en dehors de l'influence de l'âge critique.

Alban Doran (1) vient de rapporter l'observation d'une femme de quarante ans chez laquelle il a assisté à la régression d'un fibrome utérin constaté pour la première fois trois ans avant. Cette malade reçut un coup violent sur l'abdomen en mai 1890; on sentait à ce moment, dans le cul-de-sac postérieur du vagin, une masse dure s'élevant jusqu'à l'ombilic; après trois semaines de repos absolu, la tumeur devint mobile: la malade fut examinée de nouveau en février 1891 : la tumeur avait diminué et dépassait à peine le rebord de l'anneau pelvien; en novembre 1892, Alban Doran ne put découvrir aucune trace de la tumeur.

Des faits analogues de disparition spontanée de fibromes utérins ont été relatés par Rigby, Prieger, Playfair, von Mosetig-Moorhof et Guéniot.

Duncan (2) a observé une femme de trente-trois ans, atteinte d'une volumineuse tumeur utérine produisant des hémorrhagies abondantes. L'état de la malade s'aggravant, une laparotomie fut faite; mais la tumeur était tellement adhérente que le ventre fut refermé sans que l'ablation de la tumeur fût pratiquée. Un an plus tard, la tumeur avait complètement disparu.

La grossesse peut donner un véritable coup de fouet à l'évolution des fibromes, dont le volume prend parfois un accroissement énorme dans ces quelques mois, et ces fibromes à marche galopante, ainsi que Pozzi les a si bien qualifiés, constituent pour l'ac-

(1) Alban Doran, *Obstetrical Society London*, 7 juin 1893.
(2) *Ibid.*

couchement des difficultés très graves, impossibles à prévoir au début de la grossesse.

Mais, en revanche, une fois l'utérus débarrassé du produit de la conception, pendant la période des couches, il se passe des modifications inverses de la plus heureuse influence sur ces tumeurs.

Les myomes présentant la structure histologique du parenchyme utérin subissent les mêmes phénomènes de résorption, d'involution physiologique que la matrice pendant la période puerpérale, et Cornil nous en a donné le mécanisme intime, ainsi que nous l'avons déjà vu.

Le plus souvent, ce travail de régression amène une diminution notable dans le volume de la tumeur, qui devient en même temps plus dure ; dans certains cas, cette régression a pu aller jusqu'à la résorption complète, jusqu'à la disparition, en considérant, avec Schrœder, comme étant totalement disparus tous les myomes dont il est impossible de retrouver quelque trace à l'exploration bimanuelle. Parmi les faits publiés que Gusserow a réunis et étudiés, il y en a vingt-deux qui sont certainement des cas de résorption complète à la suite d'un accouchement.

De son côté, Alban Doran (1) a réuni 37 cas de disparition ou de diminution spontanée de fibromes de l'utérus ; treize fois la résorption des tumeurs s'est faite pendant la grossesse ; chez six autres malades âgées de moins de quarante-cinq ans, des processus inflammatoires ou des traumatismes semblent avoir joué un rôle dans la disparition des tumeurs.

(1) Alban Doran, *Obstetrical Society London*, juin 1893.

Mais ces antécédents, ainsi que la grossesse, manquent dans un troisième groupe de dix malades âgées de moins de quarante-cinq ans ; enfin, chez huit malades âgées de plus de quarante-cinq ans, ni la grossesse, ni les phlegmasies, ni les traumatismes n'ont joué le moindre rôle dans la résorption des néoplasmes.

Pour cet auteur, d'ailleurs, la relation entre la disparition spontanée des fibromes utérins et la ménopause est loin d'être démontrée; et, d'après Kleinwachter, généralement ces tumeurs ne cessent pas de s'accroître sitôt après la ménopause.

La guérison complète peut être obtenue par l'issue de la tumeur même, soit par les voies naturelles, soit à travers les organes voisins; ce dernier cas est exceptionnel.

Les fibro-myomes sous-muqueux pédiculisés déterminent, ainsi que nous l'avons vu, des contractions violentes, s'accompagnant de véritables douleurs expultrices; peu à peu, le pédicule s'allonge, le polype s'engage dans le col, y présentant des apparitions intermittentes, et, après une série de coliques utérines, répétées parfois seulement au moment des règles, le travail aboutit à la rupture du pédicule et à l'expulsion spontanée de la tumeur dans le vagin. Les énormes polypes de Pozzi remplissent parfois la cavité vaginale et ne peuvent franchir la vulve qu'à l'aide de manœuvres adjuvantes.

Mais le pédicule peut s'allonger suffisamment et permettre à la tumeur de sortir du col dans le vagin, tout en restant attachée à la paroi utérine par un lien plus ou moins volumineux.

Dans certains cas, l'évolution d'un myome sous-muqueux n'est pas encore arrivée à faire saillir la tumeur de façon à lui constituer un pédicule, quand la couche musculo-muqueuse aminci qui la recouvre se rompt, soit sous l'influence de contractions utérines, soit à la suite d'un accouchement ou même d'un effort. La tumeur est chassée de sa capsule, en rompant ses liens conjonctifs et vasculaires, elle subit ainsi une *énucléation spontanée*, grâce à laquelle elle est accouchée dans le vagin et même au dehors.

L'élimination de la tumeur se fait simplement sous l'influence mécanique de la contraction utérine dans les cas que nous venons d'envisager ; mais plus souvent, à ces phénomènes mécaniques vient se joindre un travail inflammatoire ; soit spontanément, soit à la suite de manœuvres intempestives, la suppuration envahit l'enveloppe conjonctive de la tumeur dans toute l'étendue de sa capsule, qui s'ouvre bientôt du côté de la cavité utérine et laisse sortir la masse entière et intacte, désormais privée de ses moyens de nutrition. Une fois dans la cavité utérine, elle en est expulsée rapidement comme dans les cas précédents, en déterminant cependant des accidents plus ou moins sérieux de septicité, qu'il faut combattre énergiquement.

Mais ces accidents revêtent un caractère beaucoup plus grave quand la tumeur elle-même est envahie par les germes infectieux, que ce soit un polype ou un myome interstitiel ; l'inflammation envahit le néoplasme et aboutit au sphacèle de ses éléments ; la tumeur grossit, devient plus molle et très douloureuse, et bientôt apparaissent des phénomènes généraux graves qui indiquent une septicémie le plus souvent redoutable; parfois, le polype se détache complètement et est bientôt éliminé, ou bien le myome sous-muqueux subit une décomposition putride et tombe en lambeaux parmi l'écoulement sanieux et fétide, et, s'il ne survient pas d'accidents mortels, l'élimination peut durer ainsi fort longtemps, deux ans dans un cas de Baker-Brown. Mais le plus souvent cette suppuration utérine envahit les ligaments larges et les annexes, où il se forme des collections purulentes qui évoluent à leur tour.

A la suite d'un énorme polype accouché dans le vagin et frappé de mortification par la constriction du col, j'ai dû ouvrir un double phlegmon considérable, développé dans les ligaments larges et envahissant de chaque côté la fosse iliaque.

Ces accidents inflammatoires aboutissant à la gangrène ne se montrent qu'exceptionnellement sur les fibromes sous-péritonéaux pédiculés, d'autant plus à l'abri de l'infection qu'ils sont plus isolés de l'utérus; cependant, la torsion du pédicule, en supprimant l'apport du sang dans la masse, peut, si l'étranglement des vaisseaux est complet, déterminer le sphacèle de ce polype externe de Virchow, et, comme dans les cas de torsion du pédicule du kyste de l'ovaire, la mort peut survenir rapidement, soit par rupture des vaisseaux et hémorrhagie interne, soit plutôt par péritonite suraiguë.

Nous avons dit que l'élimination des myomes utérins pouvait se faire par les organes voisins; il y a, en effet, plusieurs observations de perforation du péritoine, énucléation intra-péritonéale suivie de mort;

tels sont les faits de Maisonneuve, R. Lee, Huguier, Jarjaray, Larcher (1). La pression de la tumeur sur les organes voisins en détermine l'usure progressive et, ainsi que Larcher l'admet, les contractions de l'utérus poussent le myome dans la cavité voisine ainsi ouverte ; tels sont les cas de Demarquay, Lisfranc, Flemming, où il y eut perforation de la vessie. Dans le dernier fait, il s'agissait d'un myome calcifié, provenant de la paroi antérieure de l'utérus, ayant pénétré dans la vessie à travers une ulcération et y produisant tous les accidents de la pierre.

La paroi abdominale antérieure elle-même peut être traversée par la tumeur, mais les faits de cette nature sont de véritables curiosités ; on n'en connaît que trois. Dans le cas de Loir (2), un polype atteint de gangrène traversa la paroi utérine, puis la paroi abdominale au niveau de la ligne blanche ; dans le cas de Dumesnil, la tumeur avait perforé la paroi abdominale à travers laquelle elle faisait saillie jusqu'à ce que sa chute fût accomplie, après quoi la plaie se cicatrisa ; enfin, Jacobs (3), de Bruxelles, vient de communiquer un fait curieux d'élimination spontanée d'un fibrome par la paroi abdominale chez une femme qui venait d'accoucher ; il se produisit une douleur vive au niveau de l'ombilic, puis la tuméfaction fut rapidement suivie du sphacèle de la peau, et l'eschare laissa apparaître un fibrome du volume d'une tête d'enfant, qui fut extrait.

(1) Larcher, *Arch. génér.*, 1867.
(2) Loir, *Mém. Soc. Chir.;* Paris, 1851, t. II.
(3) Jacobs, Soc. belge de Chirurgie, juin 1893.

CHAPITRE V

PRONOSTIC

L'étude que nous venons de faire de la marche et des modes de terminaisons des fibro-myomes établit bien la nature bénigne de ces tumeurs. On n'observe, en effet, ni l'envahissement de l'utérus ni celui des organes voisins par le tissu même du néoplasme; il n'y a aucun retentissement sur le système lymphatique, et, à part le cas unique de Langherans, on ne connaît aucun fait de généralisation des éléments myomateux.

Aussi bien, la classe des fibro-myomes latents est-elle la plus grande et la guérison spontanée peut-elle se produire. Et cependant, actuellement, un bon nombre de chirurgiens ne considèrent plus les tumeurs fibreuses de l'utérus comme de simples tumeurs bénignes, mais comme des néoplasmes à pronostic grave.

Ces tumeurs, en effet, après être restées latentes plusieurs années, peuvent déterminer des accidents fort dangereux et, si elles ne menacent pas directement la vie par l'abondance des hémorrhagies, par l'intensité des douleurs, par leur volume parfois énorme, ces troubles altèrent l'état général, épuisent les malades et sont pour elles un obstacle presque permanent à vivre de l'existence commune et surtout à gagner leur vie, car ces femmes sont atteintes d'une véritable infirmité.

L'existence même peut être directement mise en jeu dans le cas d'accidents tels que la suppuration, la gangrène de la tumeur, les phlegmons des ligaments larges, les salpingites suppurées, les phlébites du membre inférieur amenant des embolies ; de plus, les altérations des reins et du cœur constituent des complications qui assombrissent notablement le pronostic. Enfin, la transformation en tissu sarcomateux peut faire de ces tumeurs des néoplasmes malins.

Si donc un fibro-myome de petit volume, demeurant stationnaire et à l'état latent, doit être abandonné à lui-même, cette tumeur peut, à un moment, subir une évolution active et exiger, en même temps qu'un traitement suivi, une surveillance attentive pour proportionner les moyens thérapeutiques à la marche du néoplasme, sans laisser passer le temps opportun d'une intervention simple.

CHAPITRE VI

DIAGNOSTIC

La tendance des fibro-myomes à sortir de l'épaisseur des parois utérines, à s'énucléer, à s'isoler, domine tout le développement de ces tumeurs, et cette évolution toute spéciale entraîne des changements incessants dans la forme, dans les rapports, dans les caractères propres des myomes, qui sont, comme le dit Delbet, les plus protéiques de toutes les tumeurs.

Selon le point où ils ont pris naissance dans le corps ou dans le col, selon qu'ils se développent plus ou moins longtemps dans l'épaisseur du parenchyme utérin, ou bien qu'ils tendent à faire saillie dans la cavité ou sous l'enveloppe séreuse de la matrice, les fibro-myomes peuvent revêtir les caractères d'affections fort diverses soit de l'utérus lui-même, soit des organes voisins.

Il y a là une série d'étapes au cours desquelles le clinicien est appelé à reconnaître le myome dans le chemin qu'il parcourt.

Pour envisager avec ordre ces différents aspects, il convient, comme l'a fait Pozzi, de suivre simplement le fibro-myome dans son évolution : après avoir eu une période de développement latent, la tumeur encore comprise dans le parenchyme utérin en modifie progressivement la forme et y détermine une irritation fonctionnelle d'autant plus vive : c'est le type à *évolution parenchymateuse ou interstitielle* ; tandis que le myome qui se porte vers les voies naturelles prend le type à *évolution vaginale*, celui qui se porte vers la surface externe de l'utérus suit le type à *évolution abdominale*.

Quel que soit le type que revête la tumeur, le diagnostic s'appuie surtout sur les trois signes suivants, qui sont d'une importance de premier ordre :

1° *Les caractères propres de la tumeur : forme, consistance et sensibilité* ;

2° *Les rapports de la tumeur avec l'utérus* ;

3° *L'agrandissement de la cavité utérine*.

A. — Fibro-myomes a évolution interstitielle.

Les petites tumeurs interstitielles sont souvent fort difficiles à trouver et à reconnaître comme cause des troubles fonctionnels observés, d'autant plus que, comme nous l'avons vu, il s'y joint bientôt un certain degré d'inflammation de la muqueuse ; de sorte que, fréquemment, l'on attribue à une simple *métrite chronique* les douleurs et les écoulements, et cette inflammation est dite *métrite hémorrhagique*, quand les pertes se renouvellent avec abondance au moment des règles.

Il faut soupçonner la présence de myomes interstitiels quand la cavité utérine mesure plus de 8 ou 9 centimètres de profondeur, quand l'hystéromètre subit une déviation marquée pendant son introduction; le plus souvent, il ne s'écoule pas un long temps avant que l'exploration bimanuelle ne révèle la présence d'une bosselure de l'une des faces de l'utérus. Enfin, si les accidents sont menaçants, le toucher intra-utérin pratiqué à l'aide de la dilatation permettra de mieux apprécier la cause de ces troubles.

Les *déviations de l'utérus*, et surtout la *rétroflexion*, étant assez communes, une petite tumeur arrondie, perçue dans le cul-de-sac de Douglas, séparée du col par un sillon bien marqué, est facilement regardée comme une simple déviation du fond de l'utérus, d'autant plus facilement que le doigt vaginal la repousse aisément et produit une fausse réduction. Mais la palpation bimanuelle permet le plus souvent de reconnaître l'augmentation d'épaisseur du corps de l'utérus, dont le fond est parfois distinct de la tumeur; d'ailleurs, s'il reste de l'incertitude, le cathétérisme lèvera tous les doutes, car, au lieu d'être arrêté au niveau de la coudure et de filer péniblement vers le point culminant de la saillie, le bout de l'hystéromètre est, au contraire, repoussé du côté opposé à la tumeur et gagne facilement le fond de la cavité, qui est notablement agrandie, et, à ce moment encore, le doigt vaginal perçoit la tumeur dans le cul-de-sac où elle était avant le cathétérisme.

La *grossesse normale* ne donne guère lieu à des difficultés de diagnostic avec les myomes; un examen attentif suffit à en établir l'existence, quand elle est assez avancée pour qu'on puisse retrouver les signes certains; quand elle est *à son début*, on peut la soupçonner et surseoir à son jugement le temps nécessaire. Mais il est des cas singulièrement troublants, où les douleurs sont vives, où des hémorrhagies se répètent, abondantes parfois, l'examen fait percevoir un utérus volumineux et la femme se croit au début d'une grossesse. Tant que les accidents ne constituent pas un danger vital, il faut se résigner à observer le développement de la masse utérine, en parant du mieux possible à ces accidents, sans s'exposer au danger d'interrompre la grossesse, et atteindre ainsi le moment où la recherche des signes certains permettra d'en affirmer l'existence ; mais, si les hémorrhagies, les douleurs deviennent menaçantes, le contenu de la cavité utérine devient indifférent, il faut en vérifier la nature par la dilatation et l'examen intra-utérin, et agir selon le résultat de cette exploration.

Lorsqu'après quelques irrégularités de la menstruation, suivies d'une perte abondante de caillots, la femme reste souffrante, avec des hémorrhagies, et que l'examen pratiqué à ce moment montre un utérus dont le corps est volumineux et la cavité agrandie, on établira le diagnostic de *fausse-couche*, grâce aux antécédents du début d'une grossesse et par l'examen des caillots qui peuvent encore contenir des débris du placenta.

Les difficultés du diagnostic deviennent parfois plus grandes dans le cas de *grossesse compliquée de mort du fœtus* ; l'étude attentive des antécédents, la régularité du développement de l'utérus, qui est plus mou et un peu aplati dans le sens antéro-postérieur, permettront de soupçonner la présence d'un œuf en voie de désagrégation, et le passage de la sonde ou mieux la dilatation suivie de l'évacuation de la cavité utérine feront disparaître toute idée de tumeur, que la présence même d'un souffle utérin ne pouvait faire éliminer, car on sait que ce souffle peut se produire dans toute tumeur volumineuse du ventre, en dehors de la grossesse.

Lorsqu'une femme, chez laquelle l'existence d'un fibrome utérin est connue, devient enceinte, le clinicien prévenu reconnaît assez facilement cette tumeur sur l'une des parois utérines et il en suit l'évolution ordinairement accélérée, en même temps qu'il peut prévoir les menaces d'avortement.

Mais très souvent la masse fibreuse, d'abord très petite, passe inaperçue jusqu'à la fin de la grossesse, et ce n'est qu'un palper bimanuel attentif qui permet alors de distinguer la tumeur et d'en préciser les rapports avec la partie de l'utérus qui contient l'œuf, diagnostic très important au point de vue de l'accouchement et de la délivrance.

B. Fibro-myomes a évolution vaginale.

L'un des premiers symptômes des myomes est la perte de sang ; ce symptôme acquiert une intensité particulière dans le cas de tumeur sous-muqueuse du corps utérin ; on peut hésiter dans certains cas et croire à une *endométrite chronique hémorrhagique* ; mais la présence de gros caillots sanguins, les douleurs vives et prolongées, la forme irrégulière de la matrice, la difficulté du cathétérisme qui révèle une saillie dans la cavité utérine dont la profondeur est augmentée, enfin, au besoin, le toucher intra-utérin établiront l'existence d'un corps fibreux.

L'*hématométrie* par oblitération du col pourrait être confondue avec un myome sous-muqueux, si la consistance et la forme sphérique tout à fait caractéristiques de la tuméfaction n'éveillaient pas l'attention ; en s'assurant de la perméabilité du canal cervical, on voit que le cathéter est arrêté là où commence la tumeur, sans pouvoir pénétrer dans la cavité utérine.

Lorsque le myome sous-muqueux s'est pédiculisé et est passé à l'état de polype, il tend à s'engager dans le canal cervical, qu'il dilate ; plus ou moins lentement il est accouché dans le vagin. Dans ce cas, on peut penser à une *inversion utérine* et considérer le sommet du polype comme le fond même de l'utérus invaginé dans le col ; or, il peut y avoir simplement un polype ou bien le polype a entraîné la paroi utérine, il s'est compliqué d'une inversion. Pendant longtemps, les auteurs ont donné, comme le meilleur signe différentiel de l'inversion, la sensibilité du tissu utérin, tandis que le fibro-myome serait insensible ; mais l'exploration clinique dans bien des cas n'a pas retrouvé une différence notable, de sorte que ce moyen perd en grande partie sa valeur, et on ne saurait y attacher désormais une grande importance. Le diagnostic repose donc entièrement sur l'exploration minutieuse de l'utérus. Dans le cas d'un simple polype, la palpation bimanuelle, aidée du toucher rectal, permet de reconnaître d'abord le volume du polype, ou trop petit ou trop gros pour représenter le corps de l'utérus, que le doigt rectal retrouve d'ailleurs à sa place normale ; puis le cathétérisme de la matrice montre qu'elle a sa profondeur normale et, de plus, l'hystéromètre est arrêté au niveau du point d'implantation du pédicule.

Mais si le polype est combiné avec un certain degré d'inversion du corps de l'utérus qu'il a entraîné à sa suite, dans ce cas le diagnostic est plus complexe, et il se fait à l'aide du toucher rectal, qui reconnaît l'absence du corps de l'utérus à sa place normale, et le cathétérisme, pratiqué tout autour de la tumeur qui remplit le col, montre que la cavité utérine a disparu en partie : c'est là le signe fondamental. Mais le cathétérisme peut présenter de grandes difficultés pour fournir des données certaines lorsque le polype est volumineux et remplit le vagin. Dans ce cas, on peut toujours se débarrasser de la plus grande partie de la tumeur, et le diagnostic se complète au cours de l'opération même.

Les myomes sous-muqueux, les myomes pédiculés habitant encore la cavité utérine, mais surtout les polypes ayant envahi le canal cervical, et ceux qui sont enfin accouchés dans le vagin subissent, ainsi que nous l'avons dit, des altérations parfois profondes allant jusqu'à l'ulcération de leur surface et même la gangrène de toute leur masse. L'écoulement putride qui se fait alors, parfois accompagné de l'issue de débris sphacélés de la tumeur, provoque tout d'abord l'idée de tumeur maligne, de *cancer de l'utérus* à forme végétante. Le diagnostic est fort difficile quand la tumeur n'apparaît pas au niveau du col et la dilatation est nécessaire pour permettre le toucher intra-utérin. La tumeur fibreuse pouvantl aors être abordée présente des caractères particuliers : son tissu est moins friable au doigt que celui du cancer papillaire, et sur les limites du néoplasme on ne trouve pas l'infiltration irrégulière de la paroi utérine par le tissu cancéreux qui souvent envahit aussi les ligaments larges ou les culs-de-sac vaginaux. Enfin, l'écoulement n'a pas la fétidité pénétrante et tenace de l'ichor sanieux du cancer. D'ailleurs, si le diagnostic restait incertain, un fragment du néoplasme soumis à l'examen histologique lèverait tous les doutes.

Il y a une autre erreur possible, du même genre, dans le cas de fibrome développé dans une des lèvres du col; pour peu que la muqueuse soit enflammée, le toucher révélant l'induration de cette lèvre, on peut penser à cette autre forme du *cancer par infiltration du col*. On ne trouve pas les bosselures multiples de cette infiltration épithéliomateuse, sans limites bien nettes, mais au contraire on sent une petite tumeur arrondie, isolable sous sa capsule, qu'elle soulève régulièrement.

C. — Fibro-myomes a évolution sous-péritonéale.

Les myomes sous-séreux sont, pour la plupart, facilement reconnus par la palpation bimanuelle, qu'ils soient sessiles ou munis d'un pédicule.

Cependant, dans certains cas, on peut hésiter à reconnaître quelle est celle des deux masses à peu près du même volume qui représente l'utérus ; la consistance plus molle de celui-ci et surtout le cathétérisme permettront de reconnaître le corps utérin.

Un certain nombre d'états pathologiques peuvent

donner lieu aux plus grandes difficultés de diagnostic, lorsque des masses intra-péritonéales, ordinairement situées dans le cul-de-sac de Douglas, sont intimement unies au corps utérin par des poussées inflammatoires antérieures qui ont créé des adhérences intimes et étendues. Mais, ainsi que le fait remarquer avec raison Aug. Martin, en songeant que, dans bien des cas, les connexions des organes sont si compliquées que leur séparation est difficile même à l'autopsie, nous devons nous consoler de l'erreur que nous avons pu commettre pendant la vie.

On peut arriver cependant le plus souvent à formuler un diagnostic fort probable, sinon absolument certain, surtout après plusieurs examens pratiqués à différentes périodes. Ainsi, j'ai observé une jeune femme de vingt-six ans qui portait une masse énorme faisant saillie en arrière du col dans le cul-de-sac de Douglas et remontant à plusieurs travers de doigts au-dessus du pubis. Des trois chirurgiens de grande valeur consultés d'abord, l'un fit le diagnostic de fibrome de la paroi postérieure, l'autre pensa à une ancienne salpingite suppurée évoluant en arrière de l'utérus, enfin le troisième, plus prudent, suspendit son diagnostic jusqu'à un nouvel examen. Quand je l'observai six mois plus tard, je trouvai une tumeur intimement unie à la face postérieure de l'utérus, qui était serré derrière le pubis ; tumeur et utérus étaient mobiles dans le petit bassin, et la consistance était celle du fibrome; mais, à ce moment, il y avait de la fièvre, la tumeur était très sensible, et surtout il s'était produit une fistule intestinale donnant d'abondantes évacuations de pus. L'ouverture et le drainage par le cul-de-sac vaginal postérieur donnèrent issue à une énorme quantité de pus et amenèrent la disparition de la masse rétro-utérine.

Dans certains cas, c'est après des accidents aigus subits que l'on est appelé à constater la présence d'une tumeur dans le cul-de-sac de Douglas, et le diagnostic peut être très hésitant entre une *hématocèle rétro-utérine* et un fibro-myome enclavé dans le petit bassin.

Si le début des accidents est encore récent, le doigt explorateur trouve dans l'un ou l'autre point de la tumeur une mollesse, une fluctuation même qui décide le diagnostic; plus tard, l'épanchement sanguin devient solide, mais il s'étend d'une façon irrégulière dans le petit bassin, embrassant le col utérin en bas et présentant des limites supérieures qui n'ont rien de la forme arrondie du fibrome; enfin, le temps montre une diminution rapide de la tuméfaction.

Les *tumeurs malignes de l'ovaire* contractent assez rapidement des adhérences avec l'utérus et font pour ainsi dire corps avec lui, de sorte que l'exploration bimanuelle conclut presque fatalement à un fibrome sous-péritonéal; mais, ainsi que Trélat le faisait remarquer à propos du diagnostic inverse des fibro-myomes fluctuants et hydrorrhéiques pris pour des kystes, les tumeurs des annexes n'agrandissent pas la cavité utérine : elles déplacent l'utérus, modifient sa forme, mais ne l'allongent pas, du moins pas dans la proportion du volume de la tumeur, et cette élongation du corps utérin n'atteint jamais les 12, 15 et 20 centimètres que le cathétérisme trouve dans le cas de fibrome.

On peut penser avoir affaire au *kyste de l'ovaire* le plus simple dans deux conditions fort différentes : nous avons vu que les fibro-myomes subissent des altérations multiples, parmi lesquelles la dégénérescence graisseuse et surtout l'œdème donnent à la masse une mollesse parfois très grande, au point de simuler une véritable fluctuation; si, par ailleurs, le fibrome s'est énucléé de la paroi utérine et surtout s'il est pédiculé, le toucher vaginal, pratiqué avec une idée déjà faite sur la nature de la tumeur, fait conclure aussi à un kyste de l'ovaire ; dans ces cas, on a le plus souvent affaire au myome mou œdématié de Lawson Tait, et l'erreur peut se prolonger jusqu'au moment où l'opérateur plonge son trocart dans la tumeur, et à plusieurs reprises, à son grand étonnement, sans voir le liquide sortir.

Mais il y a deux signes dont il faut tenir grand compte : d'abord, à l'examen, l'hystéromètre pénètre très profondément, la cavité utérine est toujours notablement agrandie; de plus, au début de la laparotomie, alors que la tumeur mise à nue est encore plus nettement fluctuante, un œil exercé est frappé de la couleur rougeâtre, musculeuse de la surface, au lieu de la teinte blanc bleuâtre des kystes.

L'erreur de diagnostic est encore plus facile, elle est presque fatale, dans certains cas de *tumeur fibro-kystique*, car on a là réellement tous les signes d'un kyste, dont le point de départ est fort difficile à établir. Il faut tenir compte du développement rapide, de la présence de masses solides dues à la coexistence d'autres noyaux myomateux de l'utérus, enfin des connexions étroites de la tumeur avec la matrice dont la cavité est ordinairement agrandie. Mais ces derniers signes font complètement défaut dans le cas de cysto-fibrome pédiculé, dont les mouvements ne se transmettent plus au col et dont le développement se fait sans traction sur le corps utérin. Ce n'est que la laparotomie qui puisse réellement établir la nature de la tumeur; encore est-on parfois dans l'embarras pour reconnaître le point de départ du néoplasme.

Nous ne parlons pas de la ponction exploratrice et de l'examen du liquide qu'elle peut fournir, car c'est un moyen de diagnostic dangereux, qui doit être banni de la clinique; la minime piqûre du trocart est plus meurtrière que la large incision de la laparotomie exploratrice, qui permet d'ailleurs de pratiquer une intervention rationnelle et complète, selon l'état des choses; il suffit de dire que Fehling et Léopold ont établi que onze ponctions exploratrices ont donné dix morts.

Enfin, la valeur du moyen proposé par Harsha (1) n'est pas assez établie; cet auteur propose de rechercher les contractions dont serait douée la paroi musculaire de la tumeur fibro-kystique, il conseille de pratiquer cet examen sous le chloroforme et pendant les règles. En somme, tout ce raffinement de recherches cliniques aboutit à une laparotomie.

H. Jones (2) et P. Delbet ont observé des faits intéressants d'*utérus gravide simulant un fibrome sous-péritonéal pédiculé*; le corps utérin formait une tumeur dure et mobile, du volume du poing, qui semblait reliée

(1) Harsha, *Amer. Journ. of obst.*, XX, p. 32.

(2) H. Jones, *Edimb. med. Journ.*, mars 1888, p. 790.

par un pédicule au segment pelvien de l'utérus, auquel les mouvements de la masse abdominale se transmettaient mal ; de plus, l'hystéromètre pénétrait de 12 centimètres dans le col. Pour Jones, cet état serait dû à l'absence du liquide amniotique, d'où la dureté et la forme du corps utérin, le segment inférieur restant flasque et se laissant étirer. Mais, pour Pozzi, il s'agirait plutôt d'une hypertrophie de la portion sus-vaginale du col. En tout cas, les troubles faisant soupçonner le début d'une grossesse inviteront à laisser le temps éclairer le diagnostic.

Les *fibro-myomes pelviens* présentent, comme nous l'avons vu, grâce à leur développement dans l'épaisseur du plancher du petit bassin, une symptomatologie et des accidents particuliers ; par ailleurs, ils peuvent donner lieu aux plus grandes difficultés de diagnostic avec les affections des annexes de l'utérus, telles que les *salpingites*, les *phlegmons chroniques du ligament large*. D'abord, les commémoratifs sont ici d'une grande importance ; ordinairement, le début brusque avec phénomènes de péritonite plus ou moins accentués, succédant soit à un écoulement vaginal suspect, soit à des couches pénibles, puis la douleur localisée et persistante dans un des côtés, s'exaspérant d'une façon particulière par la marche et la fatigue, et s'accompagnant alors de phénomènes fébriles, ce sont là des symptômes qui éveillent tout d'abord l'idée d'une affection inflammatoire. Puis l'exploration fournit des éléments importants de diagnostic : la sensibilité au toucher est beaucoup plus vive dans le cas de lésions des annexes, la douleur est aiguë, fait tressaillir la malade, lui arrachant un cri, et le doigt peut sentir des points plus mous, parfois fluctuants, tandis que le fibrome pelvien est d'une dureté ligneuse avec de petites masses secondaires mamelonnées, peu sensibles à la pression. Enfin, le toucher donne un autre signe d'une très grande importance, sur lequel insiste Monprofit (1) : la tumeur salpingienne est séparée de l'utérus par un sillon ordinairement très net, qui indique un contact entre les deux organes, et non pas une continuité de tissu, comme dans le cas de myome utérin pelvien.

D'un autre côté, les restes de phlegmons du ligament large ne présentent pas la forme plus ou moins arrondie d'un myome; ils s'étendent soit en avant, soit en arrière, figurant une sorte de croissant embrassant le col utérin, dont la limite se fait sentir à un doigt exercé. L'évolution de cette tuméfaction pelvienne est encore caractéristique : sous l'influence du repos et du traitement antiphlogistique, la résorption de l'exsudat inflammatoire se fait plus ou moins vite, et dans bien des cas c'est là l'explication certaine du succès du traitement médical des corps fibreux de l'utérus.

Il existe encore quelques causes d'erreur faciles à éviter : les *kystes parovariens* développés entre les feuillets du ligament large ont des connexions étroites avec le bord correspondant de l'utérus; mais la régularité de la menstruation, les dimensions normales de la cavité utérine et surtout la fluctuation évidente de la tumeur permettront d'en affirmer la nature kystique.

(1) Monprofit, *Salpingites et Ovarites*, Th. Paris, 1888.

Enfin, un corps fibreux peut dédoubler les feuillets du ligament large jusqu'à passer dans la fosse iliaque, où il se trouve assez étroitement fixé par ses connexions ligamentaires. La palpation simple peut donner l'idée d'une *tumeur de l'os iliaque*, mais l'exploration bimanuelle, pratiquée d'une façon attentive, établira bien vite l'origine utérine et la nature myomateuse de la tumeur.

CHAPITRE VII

TRAITEMENT

Ce qui ressort bien nettement de cette étude du développement, des transformations des corps fibreux de l'utérus ainsi que des troubles qu'ils déterminent dans les différents organes du petit bassin et de l'abdomen, c'est que ces tumeurs constituent une affection éminemment complexe, difficile à suivre dans son évolution si variable, influencée par une série de conditions telles que l'âge, la menstruation, la grossesse et l'accouchement, enfin par la situation sociale même de la malade.

Et si ce sont des tumeurs de nature histologiquement bénigne, il faut reconnaître que, dans un bon nombre de cas, elles causent des accidents progressivement croissants et souvent menaçants par leur intensité. Nous avons vu qu'il ne faut pas faire espérer à ces malades que la ménopause viendra, comme chez les autres femmes à l'heure accoutumée, mettre un terme à ces troubles et à ces menaces. En attendant de l'âge critique la guérison naturelle, on se leurre et on laisse passer le moment favorable pour une thérapeutique plus active et plus rationnelle. Le pronostic des fibro-myomes en voie d'évolution traités par l'expectation est déplorable.

Dès l'apparition des premiers symptômes, dès que la tumeur est reconnue, surtout alors qu'elle est encore peu volumineuse, nous devons mettre en œuvre un traitement véritablement efficace pour enrayer la marche du néoplasme, et il faudra proportionner l'effort thérapeutique à cette évolution même selon qu'elle est rapidement envahissante. Il faudra donc surveiller cette évolution et se souvenir que le fibromyome est une tumeur bénigne, souvent à pronostic grave.

Quels que soient les moyens employés, médicaux ou chirurgicaux, pour qu'ils aient une valeur réelle ils doivent arrêter le développement de la tumeur, ainsi que les troubles fonctionnels qui en dépendent, mais si le résultat est maintenu, devient définitif, on doit se contenter de cette *cure symptomatique* qui permet à ces femmes de vivre avec leur fibrome reprenant l'état latent qu'il garde toujours chez un grand nombre d'autres. On ne saurait donc souscrire entièrement à cette proposition de Gusserow : « Le premier devoir thérapeutique, en cas de fibro-myomes, c'est de les enlever, car ainsi l'on obtient la guérison complète des malades. »

Les troubles fonctionnels sont variables, de même que les tumeurs diffèrent entre elles par leur forme, leurs rapports, leur évolution ; aussi bien ne saurait-il y avoir un seul mode de traitement exclusif. Cependant chaque nouveau remède est souvent présenté avec un enthousiasme qui obscurcit le jugement au point de faire croire à une panacée. C'est ainsi que Thomas Keith (1) déclare qu'il est si impressionné par ce qu'il a vu du nouveau traitement électrique qu'il se considérerait comme coupable d'un acte criminel s'il conseillait désormais à une malade de mettre sa vie en péril par les anciennes méthodes, avant de s'être entièrement soumise à ce nouveau traitement.

Ce n'est là qu'un enthousiasme irréfléchi, qui tombe devant la réalité des choses.

Ainsi, la structure histologique de la tumeur modifie l'action thérapeutique, et le fibrome dur, où le tissu connectif domine, est moins facilement influencé que le myome mou, presque entièrement musculaire.

Les tumeurs qui deviennent kystiques et dont les cavités énormes évoluent dans l'abdomen à la façon d'un kyste de l'ovaire verront échouer toutes les tentatives médicales ; rien n'arrête les masses fibro-kystiques dans leur marche.

Les myomes dont l'évolution, soit sous-péritonéale, soit sous-muqueuse, est arrivée à un degré assez avancé pour qu'ils ne soient plus reliés à la paroi utérine que par une base étroite ou par un pédicule, ces myomes, dis-je, ne participent plus à la vascularisation, ni aux contractions de la matrice ; leur nutrition est devenue indépendante. De même que leur volume s'accroît lentement, de même ils ne subissent plus que faiblement l'action des traitements modificateurs qui viennent échouer inévitablement, en déterminant parfois de plus graves accidents.

(1) Thomas Keith, *British medical Journal*, 10 décembre 1887.

Il n'est donc pas vrai de dire que tel traitement sera toujours et partout appliqué contre tout fibro-myome de l'utérus ; il ne suffit pas de faire un diagnostic différentiel et d'établir l'existence d'un corps fibreux, il faut en déterminer la variété anatomique, les rapports et tenir compte du terrain sur lequel il évolue. Ainsi, l'âge de la malade permettra parfois d'employer un traitement palliatif, dont les effets suffiront pour atteindre sans danger le moment où l'appareil génital retrouvera le repos physiologique, tandis que la même tumeur, avec les mêmes accidents chez une femme jeune, ne comportera pas la même patience parce que l'évolution a plus d'activité, parce que la malade sera épuisée ou menacée bien avant que l'âge critique ne soit venu arrêter le néoplasme dans sa marche.

Enfin, quand on a à traiter une femme dont le travail est nécessaire pour assurer non seulement son existence personnelle, mais aussi celle de sa famille, peut-on lui imposer un repos prolongé, un traitement coûteux comme à une malade dont la situation sociale fait de sa santé la principale de ses occupations ? Dans ces conditions, on est amené à proposer une intervention plus radicale, avec une conviction d'autant plus forte que l'on est mieux armé aujourd'hui contre ces tumeurs, et que l'on voit le pronostic opératoire s'améliorer de jour en jour et acquérir une bénignité égale à celle d'autres interventions admises sans conteste actuellement.

Selon les circonstances, nous devrons donc choisir entre *trois méthodes de traitement :* le traitement médical, le traitement chirurgical simplement palliatif, enfin le traitement chirurgical curatif.

I. — Traitement médical.

Toute une série de médicaments ont été proposés et expérimentés pour amener la diminution et même la disparition des fibromes, en même temps que celle des troubles qu'ils déterminent. Mais bien peu de ces agents ont survécu à l'examen clinique ; il nous suffira de rappeler l'*iodure de potassium*, l'*iode*, le *bromure de potassium*, vanté par E.-J. Simpson, l'*arsenic*, le *phosphore*, le *chlorure de calcium*, la *teinture de cannabis indica*, qui ont encore des succès éphémères.

Freund a préconisé un nouveau médicament, l'*extrait fluide d'hydrastis canadensis*, qui, à la dose de vingt-cinq gouttes trois fois par jour, aurait une action hémostatique très marquée ; aussi bien, les nombreux insuccès sont-ils mis sur le compte de l'impureté du médicament. Heinricius (1), ayant fait des recherches expérimentales, est arrivé à cette conclusion que l'*hydrastis canadensis* n'a aucune action sur la contractilité du parenchyme utérin et de ses vaisseaux. Il est donc probable que ce médicament ira augmenter la liste de ses devanciers.

Mais il est un médicament qui a subi l'épreuve du temps et a donné de bons résultats à un grand nombre de praticiens. Le *seigle ergoté* avait été employé déjà et avait été généralement abandonné, quand Hildebrandt (2), en 1872, proposa un nouveau mode d'administration et constitua une véritable méthode

(1) Heinricius, *Central. bl. für Gynæc.*, n° 35, 1889.
(2) Hildebrandt, *Berlin. klin. Woch.*, n° 25, 1872.

de traitement par les *injections sous-cutanées d'ergotine*.

En France, on emploie surtout la solution d'Yvon; en Allemagne, c'est l'*ergotinum bis depuratum* et la préparation de *Bombelon*, dont la composition est encore un secret gardé par l'inventeur.

Les injections sous-cutanées d'ergotine doivent être faites avec certaines précautions, la préparation ne doit pas être vieille, la seringue de Pravaz doit être passée à l'alcool intérieurement, et surtout l'aiguille en platine iridé de Debove sera flambée au moment de l'injection, puis lavée et munie d'un fil d'argent pour en assurer la perméabilité. Ce sont ces précautions d'asepsie qui permettent d'éviter les abcès; mais, malgré elles, ces piqûres laissent souvent des nodosités parfois très douloureuses et très lentes à disparaître. Chez certaines femmes très sensibles, ces douleurs peuvent être intolérables et obliger à suspendre le traitement; pour les éviter, il convient de faire l'injection profondément sous le tissu adipeux sous-cutané, en faisant un pli épais à la peau, et mieux encore en enfonçant perpendiculairement l'aiguille dans une masse musculaire, telle que le grand fessier, le deltoïde.

Quelques praticiens ont même poussé la hardiesse jusqu'à enfoncer l'aiguille dans la tumeur même, à travers les parois abdominales; mais ce procédé a donné de nombreux accidents, inflammation de la masse, parfois suppuration totale et péritonite, de sorte qu'il a été vite abandonné, d'autant plus qu'il n'est pas très rationnel, l'ergotine n'étant pas un agent local.

De l'aveu de tous, cette médication est extrêmement pénible et douloureuse ; de plus, elle doit être continuée pendant plusieurs mois consécutifs, tous les deux ou trois jours, pour obtenir un résultat ; ainsi, Schrœder n'est arrivé à une diminution de la tumeur qu'après quatre cents injections, et Winckel est allé jusqu'à quinze cents !

La plupart des auteurs ont constaté un effet plus ou moins appréciable sur les hémorrhagies, mais non sur les douleurs ; si l'on peut voir quelques tumeurs à développement jusque-là assez rapide demeurer stationnaires, il est exceptionnel d'observer une diminution notable du volume de la masse : quant à la disparition, au sens clinique du mot, les observations qui en ont été données ne méritent pas une foi absolue : ni Martin, ni Schrœder, ni Gusserow n'ont été assez heureux pour obtenir ce résultat.

Les insuccès complets assez nombreux, d'autre part, font penser que l'ergotine n'est pas indiquée dans tous les cas. Elle est plus efficace dans le traitement des myomes mous à musculature abondante, mais non dans les myomes œdématiés à loges kystiques, non plus dans les fibro-myomes durs fibreux et surtout devenus sous-séreux, plus ou moins complètement pédiculés. D'ailleurs, cette dernière variété ainsi que les myomes sous-muqueux sont parfois le résultat du traitement par l'ergotine, qui active l'évolution soit du type abdominal, soit du type vaginal de la tumeur, laquelle s'énucléе ainsi plus rapidement de l'épaisseur de la paroi utérine ; mais alors cette tumeur devient indifférente à l'agent médicamenteux. Si donc on a affaire à un myome à sa première période de développement, de consistance molle, déterminant des accidents peu intenses principalement caractérisés par des hémorrhagies, et surtout évoluant chez une femme approchant de la cinquantaine, la méthode d'Hildebrandt pourra être employée avec quelques chances de succès; mais il ne faut pas en prolonger indéfiniment l'usage si on remarque que le volume de la tumeur augmente et si les accidents ne sont pas modifiés dans leur intensité, malgré l'emploi régulier de l'ergotine durant trois ou quatre mois. En résumé, ce moyen palliatif est incertain, long et pénible.

Le traitement balnéaire par les *eaux minérales chlorurées sodiques* donne souvent des résultats excellents au point de vue symptomatique ; il se produit alors un arrêt temporaire dans l'évolution de la tumeur, et surtout une diminution des hémorrhagies et des douleurs que l'on attribue à une décongestion des organes pelviens ; en tout cas, l'état général en ressent une action extrêmement heureuse et assez rapide. Les eaux de Salies-de-Béarn, de Biarritz et de Salins, en France, celles de Kreuznach, en Allemagne, sont les plus suivies. Sur les bords de l'Océan, les marais salants peuvent fournir un mode de traitement analogue, assez efficace et moins coûteux, grâce aux *eaux-mères* que l'on s'y procure facilement et que l'on ajoute en quantité variable de 5 à 15 ou 20 litres par bain soit d'eau ordinaire, soit d'eau de mer.

Ce traitement balnéaire devra être suivi avec patience pendant six, huit ou dix semaines pour en retirer de véritables avantages.

II. — Traitement chirurgical palliatif.

Injections vaginales. — Tamponnement vaginal. — Lorsque, en dehors ou dans le cours d'un traitement médical régulièrement suivi, il survient des pertes abondantes, constituant un danger immédiat en rendant la femme absolument exsangue, en même temps que l'ergotine il convient de mettre rapidement en œuvre deux moyens de petite chirurgie, assez efficaces : les *injections vaginales très chaudes* et le *tamponnement vaginal.*

Il est inutile d'ajouter dans ces injections un médicament hémostatique quelconque, c'est la chaleur qui remplit ce rôle; aussi faut-il employer de l'eau bouillie à la température de 45 à 50 degrés et faire passer assez lentement de 5 à 6 litres; pour cela, la malade est couchée sur le bord de son lit, le siège en dehors, reposant sur une toile cirée qui conduit l'eau dans un récipient, tandis que les pieds sont appuyés sur une chaise de chaque côté.

Si ce moyen échoue, ou si la perte se reproduit avec persistance, il y a lieu de pratiquer le tamponnement vaginal ; pour cela, la femme étant mise dans la même position dorso-sacrée, on applique soit un large spéculum, soit deux valves maintenues par un aide, et l'on remplit le vagin de gaze iodoformée que l'on tasse soigneusement dans les culs-de-sac autour du col; on en met ainsi jusqu'à la vulve.

Mais ce ne sont là que des moyens d'urgence qui peuvent rendre service en cas d'hémorrhagies excessivement abondantes.

Réduction de l'enclavement. — Lorsque les douleurs revêtent un caractère particulier par leur intensité et leur durée, l'examen peut faire reconnaître qu'elles sont dues à l'*enclavement* de la tumeur dans le petit bassin et à la compression des organes voisins; il faut alors tenter la *réduction*. La femme étant mise sur le bord de son lit, soit dans la position dorso-sacrée, soit dans la position genu-pectorale plus favorable dans certains cas, et le chloroforme étant administré si cela est nécessaire, un ou deux doigts sont introduits dans le vagin, ou dans le rectum, et on pratique sur la face postérieure de la tumeur des pressions de plus en plus fortes pour la faire passer au-dessus du détroit supérieur ; si l'on sent la tumeur céder à ces pressions et remonter dans l'abdomen, la réduction est obtenue. Cette manœuvre est d'une importance extrême dans le cas de grossesse compliquée de tumeur fibreuse, et l'on peut ainsi éviter des interventions très graves.

Curettage. — Le symptôme hémorrhagie domine souvent la série des accidents dus aux myomes; aussi quelques chirurgiens ont-ils tenté différentes interventions qui, sans être graves ni difficiles, peuvent être efficace.

La métrite hémorrhagique, comme on sait, est favorablement modifiée par le curettage, par les injections caustiques; d'un autre côté, la muqueuse utérine est souvent atteinte de lésions inflammatoires dans le cas de fibromes : Wyder, en 1887, sur vingt cas

(1) Coë, *Medic. Record*, 1888.

n'a trouvé qu'une seule fois la muqueuse à l'état sain. Un chirurgien américain, Coë (1), regardant avec raison l'hémorrhagie comme venant non de la tumeur, mais de l'endométrite hypertrophique concomitante, a proposé de la combattre par le *curettage*.

De même, Max Runge (1) appliqua le *curettage*, suivi d'*injection de teinture d'iode*, aux myomes hémorrhagiques ; après avoir examiné sous le chloroforme la direction et les dimensions de la cavité utérine, il fait le lavage de cette cavité avec de l'eau phéniquée à 3 p. 100, puis le grattage à la curette ; enfin, vingt-quatre heures après, injection de teinture d'iode, répétée tous les deux jours jusqu'au nombre de six à quinze ; dans quarante cas, les résultats furent satisfaisants. Mais ce traitement n'a pas d'action sur la tumeur ; il est donc purement palliatif, et encore ne peut-il s'appliquer dans les cas de myomes sous-muqueux ou de polypes : pour ceux-ci, il est insuffisant, irrationnel ; pour les premiers, il peut être dangereux en provoquant des phénomènes inflammatoires dans la tumeur, dont le traitement radical aura beaucoup plus facilement raison.

Débridement, dilatation du col. — Parfois, les fibromyomes déterminent ou accompagnent un défaut de perméabilité du canal cervical, qui entraîne une série de troubles fonctionnels. La disparition de cette déformation amène celle des symptômes ; aussi Backer-Brown et Nélaton ont-ils obtenu de bons ré-

(1) Max Runge, *Arch. f. Gyn.*, 1889.
(2) Kaltenbach, *Centralbl. f. Gynæc.*, 1888, p. 728.

sultats par le *débridement bilatéral du canal cervical;* mais cette petite intervention sanglante a été remplacée par la *simple dilatation du col* par Kaltenbach (2), qui emploie les bougies d'Hégar. Dans trois cas, ce mode de traitement fut très efficace contre les hémorrhagies. Trélat, Inglis Parsons, ont observé chacun un cas où, malgré l'électrolyse, l'amélioration n'est survenue qu'après la dilatation du col. C'est donc là encore un moyen palliatif sans action sur le développement de la tumeur, mais qui peut parer à certains accidents isolés et permettre d'attendre la ménopause peu éloignée.

Les moyens précédents sont insuffisants et inutiles dans le cas de myomes sous-muqueux sessiles dont l'énucléation est lente à se faire; ce travail entraîne des troubles sérieux, douleurs, hémorrhagies, qui cesseront dès que la pédiculisation sera terminée et le polype éliminé. Pour combattre ces accidents, Amussat en 1840, plus récemment A. Martin et Vulliet, ont proposé de pratiquer une incision sur la muqueuse et d'ouvrir ainsi la capsule musculaire sous-jacente qui retient encore la masse fibreuse. Le premier résultat de cette intervention est la cessation des hémorrhagies, c'est là le but de A. Martin; mais Vulliet (1) a fait de cette scarification le premier temps d'une méthode curative.

Électricité. — Parmi les méthodes palliatives, nous avons à étudier un mode de traitement qui, dans ces dernières années, a été en grande faveur. Ce qui a sur-

(1) Vulliet, in Julliard, th. 1889, Genève.

tout favorisé l'application de l'*électricité* au traitement des tumeurs fibreuses de l'utérus, c'est que, dernièrement encore, les chirurgiens reconnaissaient que l'hystérectomie abdominale était une opération grave, d'une mortalité élevée. Le moment était donc tout à fait propice pour l'apparition d'une nouvelle thérapeutique.

L'application des courants continus à la thérapeutique n'est pas de date récente; en effet, c'est à Ciniselli, de Crémone, que revient le mérite d'avoir fait, en 1861, de la galvanocaustie chimique une méthode scientifique, et, en France, ce fut Tripier qui, en 1862, en fit les premières applications générales.

En 1876, M. Chéron mit en pratique une méthode de traitement des fibromes utérins par les *courants continus à intermittence rythmée*, mais avec des résultats peu satisfaisants.

A la même époque, Cutter, en Amérique, fit des essais sur l'électrolyse des tumeurs utéro-ovariennes, et son élève Smeleder (1) publiait un mémoire retentissant ayant pour conclusion : « Plus d'ovariotomie ! »

Mais le procédé de Cutter était fort dangereux : il consistait, en effet, à enfoncer à travers la paroi abdominale deux lames métalliques pointues et cannelées de 5 pouces de long; d'ailleurs, si la tumeur était encore située dans l'excavation pelvienne, on l'attaquait par le vagin; les douleurs étaient souvent excessives et nécessitaient l'emploi de la morphine. Sur 50 cas, Cutter eut 4 morts, et sa méthode ne survécut pas.

(1) Smeleder, Elektr. Behandl. der Gebärmutter fibroide (*Wiener med.*, 1876).

D'autres gynécologues Kimball, Gaillard-Thomas, employèrent l'électricité ; en 1878. Everett (1) préconisa les courants continus avec la faradisation pour les fibromes ; en 1879, Aimé Martin, de Paris, employa les courants continus de la pile de Daniell, soit avec des intermittences rythmées, soit avec un renversement brusque pendant la séance ; il obtint de bons résultats.

Enfin, en 1882, dans un mémoire présenté à l'Académie de médecine et dans les travaux de ses élèves, le Dr Carlet en 1884, Mlle F. Jakubowska en 1890, Apostoli décrivit et défendit son nouveau traitement électrique des fibromes de l'utérus. Apostoli força l'attention du monde médical ; il est juste de le reconnaître comme le créateur d'une méthode absolument nouvelle.

En 1889, le traitement électrique a été soumis à un examen critique dans une discussion à la Société de Chirurgie, à propos d'une communication de MM. Lucas-Championnière et Danion, qui ont présenté un autre mode d'électrisation.

Dans ces dernières années, ce traitement a soulevé de nombreuses et vives discussions. En Angleterre, on trouve parmi les partisans enthousiastes d'Apostoli : les Keith, Spencer Wells, Playfair, parfois avec des exagérations de langage, telles que celles-ci de Thomas Keith : « Je dois déclarer ici, de propos délibéré, que l'hystérectomie abdominale est une opération qui a fait plus de mal que de bien (il estimait sa mortalité au moins à 25 pour 100) ; il importe, à cette heure de donner le pas, sur tous les autres traitements, à celui qui appartient au Dr Apostoli. »

(2) Everett, *New-York med. Journ.*, 1885.

En Amérique, le succès de la méthode est encore plus brillant. En Allemagne, on est beaucoup plus réservé, et, en France, elle n'a été acceptée qu'après un sévère contrôle; ses applications, au lieu d'être faites systématiquement dans tous les cas, sont soumises à des indications qui deviennent de plus en plus précises et assurent à l'électrisation une place importante dans le traitement palliatif de cette grave affection.

La description de la méthode d'Apostoli comprend plusieurs points: l'outillage électrique, les soins préparatoires et la technique opératoire elle-même.

Le *matériel électrique* se compose d'une pile pouvant servir assez longtemps avec l'intensité de 150 à 250 milliampères, condition réalisée par une batterie de 36 grands éléments Leclanché au chlorhydrate d'ammoniaque; chaque pile doit être munie d'un collecteur; enfin, la partie la plus importante et nouvelle est le galvanomètre qui permet de doser le courant avec une assez grande précision, tandis que le nombre de couples donne un débit variable d'un jour à l'autre et selon les malades mêmes.

Les conducteurs sont formés de fils métalliques, recouverts de soie ou de caoutchouc. L'électrode interne ou utérine diffère selon le mode opératoire : pour la *galvano-caustique*, c'est un hystéromètre fait en platine, métal inattaquable par les acides du pôle positif; la tige est mobile dans son manche pour en faire varier la longueur selon les dimensions de la cavité utérine, et un manchon isolant, en celluloïde, de 10 centimètres de long, entoure la partie qui reste libre dans le vagin. Afin de cautériser plus régulièrement toute la surface interne de la muqueuse dans le cas de myomes hémorrhagiques, Apostoli emploie une série de cylindres de charbon de cornue, de 2 centimètres de long et de diamètre variable, de 5 à 20 millimètres.

Pour la galvano-puncture, Apostoli se sert d'un petit trocart en or, et, pour que les eschares restent superficielles, un petit renflement forme un moyen d'arrêt à un centimètre de la pointe. Mais, comme toute la tige est métallique à ce niveau, la muqueuse vaginale est elle-même attaquée par le courant et il se forme une petite collerette de sphacèle qui laisse béant le trou du trocart et permet à l'eschare profonde de s'infecter, d'où une suppuration presque constante. Pour obvier à cet inconvénient, M. Porson, de Nantes, a fait construire un trocart dont la pointe seule est métallique sur 5 centimètres ; au delà, elle est recouverte sur 10 millimètres de caoutchouc durci, tout en gardant le même diamètre et formant plus loin le renflement d'arrêt. Avec ce trocart, la muqueuse vaginale n'est pas cautérisée, elle peut se réunir par première intention, empêchant ainsi l'infection du foyer profond.

L'électrode externe ou cutanée est constituée par un gâteau de terre glaise, étalé sur une plaque métallique et recouvert, soit de tarlatane, soit mieux de peau de chamois mouillée. Cette large plaque mesure de 20 à 30 centimètres de côté, et c'est grâce à cette large surface conductrice que les hautes intensités sont supportables sans déterminer de vésication à la peau.

Les *soins préparatoires* consistent à aseptiser les instruments, la malade et l'opérateur.

Hystéromètre, trocart, manchon de celluloïde,

spéculum, pinces seront plongés pendant dix minutes dans l'eau bouillante.

Une injection vaginale à la solution chaude de sublimé à 1/2000 sera faite immédiatement avant l'opération, et l'opérateur lui-même fera un nettoyage minutieux de ses mains. Enfin, il est bon de s'assurer si l'appareil fonctionne bien avant l'application.

Pour l'*opération*, la femme sera placée sur le lit d'examen, ou sur le bord d'un lit ordinaire ; on applique le gâteau de terre glaise sur l'abdomen, au-dessus du pubis.

L'hystéromètre est introduit, autant que possible, sans spéculum, simplement sur l'index comme conducteur, et il est poussé avec prudence et précaution aussi profondément que le permet la cavité utérine plus ou moins déformée et sinueuse.

Les électrodes sont fixées celle du pôle positif, à l'hystéromètre, l'autre à la plaque abdominale ; puis la manette du collecteur du pôle positif est progressivement avancée selon la sensibilité individuelle, sans aller jusqu'à provoquer des plaintes, jusqu'à 50 ou 60 milliampères pour la première séance, pour atteindre ensuite peu à peu 150, 200 et exceptionnellement 250 milliampères.

La durée de chaque séance est de cinq minutes au plus, et, pour faire cesser le courant, on le diminue progressivement par un mouvement inverse de la manette ; les instruments sont enlevés, et une injection vaginale est faite immédiatement, après quoi la malade doit garder le repos complet deux ou trois heures.

Selon la réaction individuelle, les séances seront

plus ou moins rapprochées, d'une à deux par semaine ; et, en moyenne, vingt à trente séances suffisent pour obtenir le résultat qu'on peut espérer de ce traitement.

Telle est l'opération de la *galvano-caustique chimique intra-utérine* comme la pratiquent couramment Apostoli et ses élèves. Mais, dans certaines variétés de fibromes, le canal cervical n'est pas accessible, l'hystéromètre ne peut pénétrer assez profondément, alors ils pratiquent la *galvano-puncture*, qui consiste à enfoncer le trocart dont nous avons parlé à travers la muqueuse vaginale, dans le tissu même de la tumeur : mais ce n'est là qu'un procédé d'exception, dont la gravité est beaucoup plus grande, étant données les déformations des organes voisins, et en particulier de la vessie et du péritoine. Aussi ne faut-il jamais faire de ponction dans le cul-de-sac antérieur, sous peine de produire des fistules vésico-vaginales ; de plus, le toucher vaginal fait souvent sentir des battements artériels volumineux qui seront soigneusement évités. Enfin, les précautions antiseptiques seront rigoureusement prises et on fera suivre l'opération d'un pansement vaginal à la gaze iodoformée.

Les *effets physiologiques* des courants continus sur les fibromes utérins ne sont autres que ceux de l'analyse moléculaire connue sous le nom d'*électrolyse* : dans le voisinage des électrodes, les acides et les alcalis sont mis en liberté, les acides au niveau du pôle positif, les bases au pôle négatif, et se combinent, si l'électrode n'est pas attaquable, avec le tissu voisin, qu'ils cautérisent ; c'est là la galvano-caustique chimique. Ainsi d'abord dans cette opération, l'hystéromètre représentant le pôle positif, il se dégage sur la muqueuse utérine des acides ; de plus, si la tumeur est exactement située entre les deux pôles, elle est parcourue par une série de courants allant aboutir à la plaque de terre glaise. La galvano-caustique positive aurait la propriété de décongestionner l'utérus et de diminuer la tendance hémorrhagique ; de plus, le pôle positif aurait une action antiseptique en rapport avec l'intensité du courant. Au contraire, la galvano-caustique négative aurait des effets congestionnants marqués par des hémorrhagies consécutives à l'opération.

Ce qui constituerait la supériorité de la méthode d'Apostoli, c'est que : elle est bien définie par l'emploi exclusif des courants continus, elle est précise grâce au galvanomètre, elle est très active quand on arrive aux hautes intensités, et elle agit directement sur la muqueuse utérine, qu'elle modifie.

En 1889, à la Société de Chirurgie, MM. Championnière et Danion ont apporté les résultats thérapeutiques d'un procédé d'électrisation différent de celui d'Apostoli. Ces auteurs proscrivent les hautes intensités comme douloureuses et même dangereuses, ils considèrent la pénétration intra-utérine comme inutile, et surtout la galvano-puncture comme très dangereuse. Pour électrode, ils se servent d'olives en platine, portées sur une tige malléable pour pouvoir pénétrer dans la cavité du col ; les intensités n'ont jamais dépassé 60 à 65 milliampères, elles ont oscillé entre 45 et 55 ; mais on peut aller jusqu'à 90. La durée des séances varie de cinq à neuf ou dix minutes. Enfin, une pratique qu'ils considèrent comme la plus importante et comme la caractéristique de leur procédé consiste dans le renversement du courant allant jusqu'à — 30, — 45 milliampères durant deux à cinq minutes.

La théorie de l'action du courant électrique sur les fibro-myomes n'est encore qu'à l'état d'hypothèse, que ce soit une action électro-tonique sur la fibre musculaire, ou bien un effet trophique lié au changement chimique du milieu où vivent les éléments anatomiques, effet présumé qu'Aimé Martin avait exprimé sous le nom d'action électro-atrophique.

Cette action interpolaire, bien que mal définie, rendrait cependant mieux compte des résultats à peu près semblables obtenus avec des procédés différents et avec des intensités surtout différentes ; car, s'il est vrai que l'hystéromètre d'Apostoli détermine une cautérisation de la muqueuse utérine, cette action est très limitée, ainsi que l'a montré Danion, et Apostoli l'a reconnu lui-même en employant une électrode en charbon qui s'applique plus largement et successivement sur la plus grande surface possible de la cavité utérine. De sorte que ce *curettage électrique* a une importance secondaire et même discutable dans les effets obtenus par ce traitement.

Ces effets heureux sont très réels, mais ils ne sont pas constants ; et, quand ils se montrent, pour les apprécier à leur juste valeur il faut tenir compte, ainsi que l'a fait remarquer Bouilly, que, dans l'évolution des fibro-myomes, on observe des poussées douloureuses ou congestives, des métrorrhagies qui disparaissent grâce à des moyens simples, tels que le repos, la morphine, les injections chaudes ; on obtient souvent ainsi une amélioration passagère à peu de frais. Cependant, l'action des courants électriques a réellement des résultats heureux si fréquents qu'on ne peut voir là une simple coïncidence, une de ces modifications imprévues qui surviennent, en effet, parfois dans l'évolution des fibromes, et, comme le disait Trélat, si difficile qu'on se montre, il est impossible de nier les bénéfices du traitement.

Avant d'examiner ces résultats en détail, nous devons rechercher si ce mode de traitement n'est pas dangereux par lui-même, car il a subi de violentes critiques à ce point de vue, et Lawson Tait en particulier s'est vivement élevé contre l'électrolyse : « Depuis 1827, dit-il, l'électricité a toujours été, à part quelques exceptions, une source de désappointements pour certains praticiens et une véritable mine d'or pour les autres. » Ses essais personnels n'ont pas, en effet, été très heureux : sur 15 malades, 3 sont mortes, 9 ont dû être opérées ; mais ces résultats sont peut-être en rapport avec une technique opératoire défectueuse.

De son côté, Apostoli a pu traiter 403 malades avec un nombre total de séances de 5,201, sur lequel il n'a eu à déplorer que deux décès, attribués l'un à un kyste de l'ovaire suppuré, l'autre à une galvano-puncture trop profonde, suivie de sphacèle intra-péritonéal ; en outre, il a observé dix phlegmons péri-utérins.

Plus récemment, Delbet (1) a réuni 659 cas de fibromyomes traités par l'électricité, qui ont donné 17 morts, un peu moins de 3 pour 100. Mais, si la méthode comporte, en effet, quelques risques, il convient d'ajouter que le plus grand nombre de ces acci-

(1) Delbet, *Traité de Chirurgie*, t. VIII, p. 450.

dents sont dus à des erreurs de diagnostic, où des salpingites, des grossesses extra-utérines, des pelvi-péritonites ont été traitées comme fibromes; et il faut bien reconnaître que ces erreurs de diagnostic deviennent de moins en moins fréquentes, à mesure que la pathologie du petit bassin est mieux connue. D'autre part, dans le cas de doute, les faibles intensités peuvent peut-être servir de pierre de touche.

Il n'en reste pas moins que la méthode d'Apostoli présente des inconvénients et même certains dangers : elle est d'une application parfois difficile, et exige une expérience assez grande, des précautions sérieuses d'antisepsie et surtout un diagnostic exact, sous peine de compromettre l'existence même de la malade.

Analysons maintenant les *résultats thérapeutiques* ; pour cela, il est nécessaire d'envisager différents points.

Tout d'abord, l'*hémorrhagie* est le symptôme le plus souvent, le plus nettement modifié par l'électrisation ; c'est là l'opinion de tous les cliniciens qui ont observé sans parti pris : l'arrêt ou la diminution notable des pertes de sang s'observe dans 85 pour 100 et même dans 95 pour 100 des cas dans la statistique de H.-F. Martin, de Chicago ; Gautier a obtenu 62 guérisons symptomatiques sur 67 cas.

La menstruation se régularise et en même temps la diminution de la *douleur* est un phénomène des plus constants, surtout pour les douleurs ressenties dans la marche, dans la station debout ; de même, le sentiment de pesanteur est notablement atténué. Dans 90 pour 100 des cas de H.-F Martin, il y a eu suppression des douleurs.

En 1890, Th. et Sk. Keith ont publié 106 observations donnant les résultats suivants :

		Succès.	Amélior.	Insuccès
		—	—	—
Fibromes avec hémorrhagie	54	35	12	7
Fibromes sans hémorrhagie	48	42	6	
Fibromes simples..........	2	2		
Hypertrophie utérine......	1	1		

Au dernier congrès de chirurgie (1), MM. J. Bergonié et A. Boursier, de Bordeaux, ont apporté des résultats à peu près semblables : sur une série de 100 malades, le traitement a agi favorablement sur les hémorrhagies dans 90 pour 100, sur les douleurs dans 50 pour 100 seulement, et dans 79 pour 100 sur l'état général.

Grâce à la suppression de ces symptômes, l'*état général* des malades se relève rapidement, l'appétit revient, les forces renaissent, et, dans certains cas, l'on assiste à une véritable transformation de la patiente.

Les résultats obtenus relativement *au volume de la tumeur* elle-même sont appréciés très diversement. Il y a, en effet, différentes sources d'erreur : les fibromes varient de volume et d'une façon très notable sous des influences variées ; le repos, les purgatifs, les règles, l'embonpoint des malades, toutes ces conditions peuvent tromper ; d'ailleurs, la mensuration même de ce fibrome n'a rien d'exact ni de précis, puisqu'on doit prendre la circonférence du tronc, entière ou partielle.

En tenant compte de ces causes d'illusions, il est néanmoins incontestable que l'on obtient quelquefois

(1) Bergonié et Boursier, *Archiv. d'électricité médicale*, 1893, n° 5, p. 181.

une diminution de la tumeur, parfois notable, pour Bergonié et Boursier seulement dans 10 pour 100 des cas; mais Apostoli admet une régression d'un tiers en moyenne : d'ailleurs, cet auteur déclare lui-même qu'il n'obtient pas la disparition complète. Tout ce qu'on peut exiger, c'est le repos définitif de la tumeur, c'est la guérison symptomatique. Et c'est là encore un point fort discuté, par cela même que la méthode n'est pas très ancienne. Si l'amélioration est obtenue rapidement, les résultats sont difficiles à maintenir, et trop souvent, si on abandonne la malade à elle-même, la tumeur tend à reprendre son volume primitif et les symptômes reparaissent. Le traitement doit donc être prolongé, on devra y revenir à plusieurs reprises et, de cette façon, *s'il ne donne pas une cure radicale absolue*, c'est un moyen extrêmement puissant qui donne des *guérisons symptomatiques*.

Telle paraît être la valeur réelle du traitement par l'électrolyse en général. Cependant, chez les patientes peu éloignées de l'âge critique, on peut assister à la disparition totale des accidents en même temps qu'à une régression considérable de la tumeur. En dehors de ces conditions favorables, la persistance des résultats est loin d'être la règle, bien que Mlle Jakubowska ait suivi treize malades d'Apostoli chez lesquelles, après cinq ans et demi depuis la cessation de tout traitement, les résultats symptomatiques s'étaient maintenus.

Mais, s'il y a des conditions favorables à l'application du traitement électrique, telles que la ménopause, les petites tumeurs interstitielles hémorrhagiques, ou de plus grosses tumeurs très musculeuses, enfin une situation sociale de la malade qui lui permette le repos et les autres soins, il reste un certain nombre de cas réfractaires à cette action : ce sont ces *contre-indications* qui, actuellement, commencent à être plus nettement formulées (1).

D'abord, pour les tumeurs fibro-kystiques l'électrolyse est absolument sans effet, tout comme pour un kyste de l'ovaire. Quant au mode de cure radicale de ces tumeurs préconisé par Le Bec (2), il ne saurait être conseillé maintenant que nous possédons des moyens plus puissants et plus sûrs : la galvano-puncture appliquée à ces tumeurs a pour résultat fatal la suppuration de la poche avec tous les signes de la septicémie, et cet auteur reconnaît que ses malades seraient promptement mortes s'il n'avait fait le drainage et la désinfection de la collection.

Loin d'être une méthode de traitement à conseiller, c'est un danger de la galvano-puncture à signaler, car on sait que le diagnostic des cysto-fibromes est souvent difficile et même impossible.

Lorsque le myome s'est énucléé de la paroi utérine et est arrivé soit sous la muqueuse, soit sous le péritoine, et surtout s'il est pédiculé, il ne participe plus intimement à la nutrition de cette paroi, il n'a plus une circulation aussi active, il végète pour son propre compte (Richelot). L'électricité n'a plus d'action sur les tumeurs sous-péritonéales qui ne déterminent de douleurs que par leurs mouvements, au milieu des

(1) Richelot, L'électricité, la castration ovarienne et l'hystérectomie ; Paris, 1890. — Labadie-Lagrave et Regnier, Valeur de l'électricité dans les fibromes utérins (*Médec. mod.*, n° 12, 1890).

(2) Le Bec, Cure radicale des tumeurs fibro-kystiques (*Congrès de chirurgie*, 1889).

autres organes de l'abdomen ; bien plus, les courants ont une action néfaste dans le cas de polype intra-utérin, en augmentant les contractions utérines, les douleurs expulsives, les pertes, auxquelles l'ablation de la tumeur met, au contraire, immédiatement un terme. Enfin, il faut bien distinguer des tumeurs ordinaires les gros myomes mous, œdématiés, de Lawson Tait, qui, d'après cet auteur, ne relèvent que du traitement chirurgical.

En résumé, le traitement électrique, quand il est indiqué, est le meilleur traitement palliatif à opposer aux différents accidents des fibro-myomes. Les cliniciens devront donc limiter l'application de l'électricité aux cas bien déterminés, susceptibles de fournir des résultats sérieux, et si, dans ces cas mêmes, la guérison symptomatique n'est pas suffisamment atteinte, surtout si elle n'est pas durable, ils ne devront pas hésiter, comme pour les autres variétés de tumeurs, à réclamer de l'intervention chirurgicale, dont le pronostic s'est étrangement amélioré, une cure réellement radicale.

Castration ovarienne. — La castration ovarienne, pratiquée dans le but d'obtenir certains effets curatifs par suite de la suppression de la menstruation, fut d'abord appliquée à des affections différentes, telles que la dysménorrhée, la névralgie de l'ovaire. La première castration a été ainsi pratiquée par Hégar, le 27 juillet 1872, et à peu près un mois plus tard, le 17 août de la même année, Battey, fit sa première opération pour une aménorrhée.

Mais les chirurgiens n'indiquèrent que plus tard l'application de ce principe de la ménopause artificielle au traitement palliatif des fibro-myomes de l'utérus ; Trenholme fit connaître la première intervention de ce genre qu'il pratiqua en janvier 1876, et au mois d'août de la même année Hégar fit deux opérations dans le même but.

Cependant, Lawson Tait aurait eu l'idée d'enlever les annexes de l'utérus pour obtenir la guérison des myomes utérins dès 1871, et c'est en 1872 qu'il aurait eu l'occasion de la mettre en pratique, mais il ne fit connaître ses interventions qu'en 1885. Depuis 1872 à la fin de 1888, il aurait pratiqué 272 fois cette opération ; c'est dire combien il a contribué à la vulgariser. Ce n'est que vers 1885, après les travaux de Duplay, de Tissier et la discussion à la Société de Chirurgie en 1888, que la castration ovarienne fut appliquée couramment en France au traitement des corps fibreux de l'utérus.

La *technique opératoire* adoptée actuellement par la grande majorité des chirurgiens est la suivante :

D'abord, on cherche par l'exploration bimanuelle à déterminer autant que possible la position des ovaires. Hégar attache à cette précaution la plus grande importance ; il en fait même une condition *sine quâ non* ; or, il n'est que trop fréquent de ne pouvoir préciser ce siège dès que la tumeur a pris un notable développement, et, en suivant ce conseil, ce serait refuser un assez grand nombre de castrations faciles et utiles.

L'ouverture du ventre se fait le plus souvent sur la ligne médiane ; on a abandonné l'incision sur les parties latérales, de même que dans le cul-de-sac vaginal postérieur.

La malade étant placée dans la position de Trendelenburg, sur le plan incliné à 45°, l'intestin et l'épiploon se laissent facilement éloigner du petit bassin, et une compresse stérilisée les protège dans le haut de la plaie abdominale ; deux ou trois doigts vont à la recherche du fond de l'utérus, qui les conduit rapidement sur l'ovaire d'un côté ; ils le saisissent avec le pavillon de la trompe et l'amènent au niveau de l'ouverture abdominale.

Si le pédicule offre une certaine résistance, on peut passer au-dessous des deux organes une pince courbe à ligaments larges, sinon on traverse de suite ce pédicule avec une aiguille mousse, chargée d'un fil double de soie forte, stérilisée, avec lequel on pratique soit le nœud du Staffordshire de Lawson Tait, soit deux anses entrecroisées en chaîne.

Cette ligature doit être placée aussi bas que possible au-dessous de l'ovaire, de façon que la section des ciseaux emporte tout le tissu ovarien et la plus grande partie de la trompe ; enfin, comme il est capital de ne laisser aucun vestige du tissu ovarien, le thermocautère assure ce résultat en cautérisant le bout du pédicule.

Après avoir vérifié que la ligature tient bien et ne laisse sourdre aucun suintement sanguin, on coupe les fils au ras du nœud, en évitant ainsi des tractions intempestives.

On soumettra de suite l'autre ovaire et l'autre trompe aux mêmes manœuvres. Comme la compresse qui protège les intestins descend assez bas dans le petit bassin, elle absorbe les quelques gouttes de sang qui s'échappent des sections; la toilette du péritoine est donc très simple.

La plaie abdominale sera entièrement refermée par un triple plan de sutures soit à points séparés, soit mieux en surjet.

Dans les jours suivants, apparait souvent par les voies naturelles une perte sanguine plus ou moins abondante, qui révèle une congestion envahissant la tumeur.

Telle est l'opération dans les cas simples, aussi est elle alors d'une grande rapidité et d'une extrême bénignité : mais on peut trouver des *difficultés* variées.

L'*intestin* peut gêner considérablement si la malade n'est pas dans la position de Trendelenburg ; il faut appliquer plusieurs compresses, et la main de l'aide le maintiendra plus facilement ; mais il faut se garder d'amener au dehors le paquet intestinal, cette manœuvre aggravant le pronostic par les manipulations multiples, les pressions, le refroidissement.

La *tumeur, par son volume*, peut être un obstacle à la recherche d'un ovaire, et son extraction pourrait faciliter ces manœuvres ; mais la réintégration peut en être difficile, car le myome se congestionne rapidement, et en tout cas on courrait des risques de tromboses et d'embolies consécutives ; il est préférable de repousser simplement la tumeur en la faisant tourner sur son axe ; on amène ainsi en avant les annexes d'un côté, puis celles de l'autre côté.

Les *ligaments larges*, dédoublés par la tumeur, peuvent être devenus *courts* au point de ne pouvoir faire facilement un pédicule ; cette difficulté peut constituer un très grand danger pour l'hémostase. Au lieu d'une ligature régulière, on peut essayer de faire une suture en surjet sur le bord de l'utérus, ainsi que le conseille Pozzi, ou encore, à la rigueur, on peut placer la ligature sans faire la section des organes; cette *ligature atrophiante* a été préconisée par Terrier dans les cas difficiles.

Mais, quelquefois, malgré les recherches les mieux faites, il peut être *impossible de trouver les annexes* d'un côté et même des deux côtés; nous avons vu, en effet, à propos de l'anatomie pathologique, que ces organes peuvent subir des modifications telles qu'on a beaucoup de peine à les reconnaître sur ces tumeurs complexes, entre les lobes desquelles les annexes peuvent être cachées sous des adhérences épaisses et solides. On se trouve alors aux prises avec des difficultés opératoires qui assombrissent singulièrement le pronostic; la castration unilatérale, en effet, ne donne pas le résultat cherché, la ménopause artificielle, et une recherche trop laborieuse doit être considérée comme une intervention plus grave que l'ablation même de la tumeur.

Le chirurgien doit donc abandonner la castration dans ce cas: aussi faut-il être toujours préparé à faire l'hystérectomie: la malade est consentante, les instruments sont prêts et la décision est rapidement prise.

En somme, cette intervention commence par une laparotomie exploratrice, et ce n'est que quand on a les pièces sous les yeux que le chirurgien choisit entre la castration et l'hystérectomie, selon la gravité comparée des deux opérations.

Mais, si ces difficultés opératoires ne peuvent être prévues et révélées par un examen clinique attentif, il en est autrement des *contre-indications* spéciales tirées de la variété même de la tumeur utérine qui fait parfois de la castration une opération inutile ou dangereuse.

Nous savons déjà que les *fibromes énucléés et surtout pédiculés*, soit du côté du péritoine, soit du côté de la cavité utérine, sont devenus plus ou moins indépendants des phénomènes de nutrition et de circulation de la paroi de l'utérus : la castration ovarienne ne peut donc avoir aucune influence sur ces tumeurs, qui réclament la cure radicale.

Les *grosses tumeurs interstitielles* d'un volume énorme subissent, au contraire, des modifications profondes et dangereuses dans leur circulation sanguine et lymphatique, sous l'influence de la castration : une congestion violente s'empare de toute la masse, et une exsudation lymphatique intense produit un œdème dangereux à plusieurs points de vue : la nutrition de la tumeur peut être altérée au point d'en amener la mortification, ou bien il se produit des thromboses de ces grosses veines, d'où une embolie peut partir ; enfin, si la masse pelvienne remplit l'excavation, cette augmentation de volume peut amener des phénomènes d'occlusion intestinale par compression, et, dans un cas de ce genre, j'ai assisté à des accidents menaçants durant cinq jours.

Enfin, les *tumeurs fibro-kystiques* dont la nutrition est relativement indépendante de la circulation utérine et de l'action de la menstruation, ne tireront aucun profit de l'extirpation des ovaires, et Gusserow a fait remarquer que l'hystérectomie avait pour elles un pronostic moins grave.

Mais, lors même que la castration se présente dans les meilleures conditions d'exécution, elle peut être encore contre-indiquée par certains symptômes. Quand les *hémorrhagies* se reproduisent en dehors des règles, que l'écoulement soit intermenstruel, ou qu'il revienne après la ménopause, ou bien quand il y a une *hydrorrhée* abondante, il est presque certain que ces symptômes dépendent d'un myome à évolution interne, devenu sous-muqueux, tendant même à se pédiculiser si les douleurs ont le caractère de coliques; dans ces cas encore, la castration serait insuffisante et aboutirait à un échec thérapeutique.

Les *indications* de la castration ovarienne se trouvent donc naturellement très restreintes, mais cette opération n'en reste pas moins la méthode de choix dans certains cas particuliers qu'il nous reste à préciser, et Bouilly, au dernier congrès de chirurgie, s'est efforcé de montrer que cette méthode devait garder toute sa valeur en l'appliquant judicieusement et en cherchant à déterminer plus nettement ses indications vraies.

La castration ovarienne convient surtout aux *fibromes de dimension petite ou moyenne, interstitiels*, dont l'accroissement est continu et s'accompagne de troubles fonctionnels sérieux, sous forme de douleurs et particulièrement d'hémorrhagies graves.

Cherchant à préciser quelles sont les tumeurs justiciables de la castration, Terrillon a proposé de baser son choix sur la profondeur de la cavité utérine, qui est presque nécessairement en rapport avec le volume de la tumeur, et il estime que, lorsque la cavité utérine mesure plus de 14 centimètres, le résultat thérapeutique devient douteux, et il sera mauvais dans le cas d'utérus ayant 18, 20 centimètres de profondeur, ce que Polaillon exprime sous le nom de gigantisme utérin. Mais il faut se défier de l'hystérométrie, qui peut être une cause d'infection, d'accidents septiques et qui peut donner des mensurations fausses tenant aux déformations de la cavité, aux adhérences de la muqueuse consécutives à des ulcérations provoquées par les fibromes sous-jacents.

Pour Bouilly, les douleurs ne seraient pas directement dues à la présence du myome, mais bien plutôt à une complication, à des lésions du côté des annexes : pour lui, le fibrome le plus volumineux ne donne pas lieu à des douleurs ; ces altérations des trompes et des ovaires constituent une nouvelle source d'indication pour l'ablation des annexes, qui a été bien mise en relief par Terrier.

L'*état général* de la malade peut servir encore dans le choix de l'intervention : si les autres moyens palliatifs n'ont donné aucun résultat, et si l'épuisement ne permet pas une opération grave, on peut trouver dans ces conditions une indication formelle à la castration.

Enfin, les autres moyens palliatifs, le traitement électrique en particulier, pourraient donner de bons résultats ; mais certaines femmes ne peuvent y consacrer ni le temps, ni le repos, ni les dépenses nécessaires, tandis que l'ablation des annexes se présente, chez elles, dans les conditions les plus favorables de bénignité et de succès : il y a donc dans la *situation sociale* des malades une indication indirecte de la castration.

Nous avons dit que, dans certains cas, ce n'est qu'après l'ouverture du ventre que le chirurgien reconnaît des difficultés telles qu'il est obligé de renoncer à l'ablation des annexes.

Par contre, il convient d'ajouter que, après l'ouverture du ventre, l'hystérectomie que l'on se préparait à faire peut elle-même se présenter dans des conditions de dangers opératoires tels que l'on doit se contenter de l'ablation des annexes, si celle-ci se trouve plus facile et plus bénigne ; c'est alors une castration de nécessité ou de choix secondaire, ainsi que le dit Pozzi.

Encore une fois, le chirurgien doit avoir dans l'esprit qu'il fait une laparotomie exploratrice qui lui permettra de choisir entre la castration et l'hystérectomie partielle ou totale quand il aura vérifié la disposition des parties.

Si maintenant nous voulons établir le taux de *mortalité* que comporte cette intervention, il faut tenir compte de la remarque fort juste de Lawson Tait :

« Mes adversaires, dit-il, se sont fait un malin plaisir de rassembler mes premiers cas pour lesquels la mortalité a été à peu près de 25 pour 100 ; mais je n'ai pas besoin de dire qu'en appliquant le premier le nouveau procédé opératoire, j'ai eu à supporter les conséquences inévitables d'une période d'essais et d'erreurs, qui m'ont aidé ensuite à trouver ma voie et à la frayer aussi à ceux qui sont venus après moi. Dans ma première série, la mortalité était de 7 pour 100, elle ne fut que de 2.03 pour 100 dans une seconde série. Si je pouvais obtenir que tous les cas m'arrivent avant que les malades soient à demi mortes d'hémorrhagies, je crois que la mortalité ne serait pas supérieure à 1 pour 100 J'ai présenté une liste de 58 cas opérés par moi, entre le 1er janvier 1884 et le 21 juillet 1885, sans un seul cas de mort ; depuis lors, j'ai eu 15 autres cas, avec 2 morts (1). »

Au congrès de Berlin en 1890, Lawson Tait, réunissant un total de 327 cas consécutifs, avec 6 morts, arrive à une mortalité de 1.8 pour 100.

Hegar accuse 11 pour 100 de mortalité ; Léopold arrive à la même proportion : Wehmer a eu 1 mort sur 10 opérations.

Enfin, jusqu'à cette année, Bouilly a fait 26 fois la castration pour fibromes, avec 3 morts ; les deux premières, très anémiées, sont mortes au huitième jour, l'une d'asystolie cardiaque, l'autre de pneumonie, et la troisième a succombé à une septicémie lente, consécutive à une hémorrhagie survenue immédiatement après l'opération.

Lawson Tait conclut : « En ce qui concerne les résultats immédiats, l'enlèvement des annexes de l'utérus, dans le but d'arrêter une hémorrhagie utérine intarissable, est une opération aussi justifiée que n'importe quelle autre grande opération chirurgicale. »

Les *résultats thérapeutiques* sont, en effet, fort satisfaisants, la castration n'ayant la prétention que d'être un mode de traitement palliatif : pour mieux la juger, il convient de distinguer trois ordres de faits : l'hémorrhagie, la douleur, le volume de la tumeur.

α. *Hémorrhagie et douleur.* — Sur 56 cas de Hégar et Wiedow, 39 fois on a constaté la disparition des pertes. Sur 8 cas, Fehling a obtenu 5 fois la ménopause complète ; dans les trois autres cas, il y eut encore quelques pertes. Sur 321 cas, Lawson Tait n'a eu

(1) Lawson Tait, *Traité clin. des Malad. des femmes*, 1885.

que 5 échecs complets. « Dans la grande majorité des cas, dit-il, la guérison commence immédiatement et est complète en six mois : il en est ainsi pour 90 pour 100 des cas, tandis que, dans 6 pour 100, la guérison est retardée à une période variant de douze à trente-six mois. »

Dans 22 cas de fibro-myomes hémorrhagiques, Bouilly a vu trois fois les pertes se reproduire par suite de l'évolution intra-utérine des fibromes; dans un cas, il y a eu un insuccès complet, dans tous les autres le résultat a été parfait et s'est maintenu : les hémorrhagies et les douleurs ont disparu. Dans 21 cas semblables, Routier a eu 21 guérisons, avec des résultats thérapeutiques très satisfaisants (1).

2. *Volume de la tumeur.* — Sur les 56 cas d'Hégar, 39 fois la régression s'est faite d'une façon incomplète et ce n'est que dans 3 cas que la tumeur a pris un nouveau développement au bout de deux ans.

Sur 12 cas, Prochowink a observé 12 fois la diminution de la tumeur.

Lawson Tait donne la même proportion de succès que pour les hémorrhagies, c'est-à-dire que « la tumeur a disparu complètement ou bien a diminué, ou a été enrayée dans sa marche de manière à n'être plus une source de troubles ou d'inquiétudes ».

Quant à la disparition des tumeurs selon l'âge des malades, Lawson Tait exprime ainsi son opinion : au-dessous de quarante ans, 70 pour 100 des tumeurs disparaissent complètement ; entre quarante et quarante-cinq ans, elles ne disparaissent pas en général entiè-

(1) Routier, *Congrès français de chirurgie*, 1893.

rement, mais diminuent notablement; après quarante-cinq ans, la diminution ne porte que sur un tiers ou un sixième du volume total. Et, pour montrer que l'approche de l'âge où s'établit d'ordinaire la ménopause n'amène pas d'amélioration dans les cas de myomes, il cite 9 cas où la malade avait plus de cinquante ans au moment de l'opération.

Les insuccès de quelques chirurgiens ont obligé à en chercher l'explication soit dans une opération incomplète, soit dans une disposition anormale : dans le premier cas, on a accusé le chirurgien d'avoir laissé quelques parcelles du tissu ovarien au-dessus de la ligature; en effet, dans le cas de tumeur volumineuse, l'ovaire est tiraillé, étalé dans le ligament large, et l'extirpation complète en est matériellement impossible. D'autre part, lorsque le chirurgien a la conviction d'avoir enlevé en totalité tout l'ovaire de chaque côté, on admet, sans en avoir une preuve anatomique bien solide, la présence d'ovaires surnuméraires, séparés de la masse ovarienne principale, du volume d'un pois.

Lawson Tait attache beaucoup d'importance à l'ablation complète de la trompe, il a même laissé plusieurs fois les ovaires avec un bon résultat; mais, pour cet auteur, c'est moins l'ablation des trompes qui joue le rôle principal que la destruction d'un nerf qui se trouve entre la trompe et le ligament rond, et duquel dépendrait, selon lui, la périodicité du phénomène de la menstruation.

Au point de vue des résultats, nous devons parler de certains *cas de folie*, que Th. Keit aurait observés après les opérations pratiquées sur l'utérus, après l'hystérectomie en particulier; selon cet auteur, la proportion des cas de folie atteindrait 10 pour 100; il y a là une exagération en mauvaise part qui rappelle trop les éloges excessifs du traitement électrique. Aucun autre chirurgien n'a observé une telle fréquence de troubles cérébraux, et il faut dire que la folie peut se montrer à la suite de l'intervention la plus simple, quelquefois même de la chloroformisation; ce peut être une simple coïncidence.

En résumé, la valeur curative de la castration est bien nettement établie désormais dans les cas que nous avons cherché à déterminer. Quand les hémorrhagies, le volume encore peu développé, le siège interstitiel, la ménopause prochaine, mais non dépassée, légitiment l'ablation des annexes, ce mode de traitement constitue actuellement encore pour un certain nombre de chirurgiens une véritable méthode de choix.

Toutefois, ce traitement ne répond qu'à quelques variétés de tumeurs; de plus, il n'est que palliatif, le néoplasme restant et persistant en place avec une atténuation incertaine de ses symptômes; enfin, l'effet le plus sûr, c'est la stérilité, et, chez une femme encore jeune, la suppression de la fonction de reproduction est un résultat thérapeutique bien éloigné de l'idéal.

Ce qui a fait jusqu'ici la supériorité de la castration, c'est que toutes les opérations, pour obtenir la guérison radicale des fibromes, étaient entachées d'une gravité particulière.

Mais il faut bien reconnaitre qu'il vient de se faire une évolution nouvelle dans les esprits; au dern congrès de chirurgie s'est manifestée une tendance très marquée à attaquer directement la tumeur et à exiger du traitement une cure radicale, faisant ainsi passer à un plan tout à fait secondaire le traitement palliatif, si heureux qu'il soit avec la castration.

Nous trouverons l'explication de ce changement dans les progrès incontestablement très grands de la technique opératoire de l'hystérotomie et de l'hystérectomie vaginales permettant d'enlever complètement, avec des risques minimes, les myomes de faible volume qui constituaient une des principales indications de la castration.

III. — Traitement chirurgical radical.

Tout d'abord, nous devons rappeler, en tête de ce chapitre, que la présence seule d'un fibrome ne justifie pas une intervention, si simple qu'elle soit, tant qu'il ne se manifeste pas par des symptômes constituant une menace pour un avenir plus ou moins rapproché. Pour intervenir, il faut des hémorrhagies fréquentes ou abondantes, un volume croissant de la tumeur, des douleurs se manifestant soit dans la matrice, soit dans les organes voisins souffrant de la compression, enfin des altérations d'organes éloignés, des reins, du cœur.

Ce sont là autant d'indications que le clinicien aura à rechercher et à estimer de façon à ne pas laisser passer le moment opportun d'une intervention facile et bénigne, et à ne pas assumer la responsabilité d'accidents graves et d'une opération plus dangereuse ;

le moment est venu où l'indication opératoire se posera de bonne heure dès qu'on aura reconnu que le traitement palliatif est impuissant à arrêter la marche de la tumeur ainsi que ses symptômes.

Le traitement curatif s'attaque à la tumeur elle-même, et le mode d'intervention est subordonné à plusieurs éléments : le volume, le siège, la multiplicité des tumeurs.

Les petits fibromes, même multiples, à *évolution vaginale*, doivent être enlevés par les *voies naturelles* ; mais, si le volume est trop considérable, si l'*évolution est péritonéale*, c'est par la *voie abdominale* que l'on attaquera le néoplasme.

Le but idéal de ce traitement est de supprimer la tumeur sans altérer les fonctions de l'utérus et de ses annexes ; mais ce but n'est pas réalisable dans certains cas où il faut sacrifier ces organes pour assurer la guérison.

* * *

A. — Voie vaginale.

Les myomes interstitiels qui subissent une évolution vaginale tendent à s'énucléer dans la cavité utérine, à se pédiculiser, et, arrivés à l'état de polypes, ils se présentent pour ainsi dire d'eux-mêmes dans le vagin à l'extraction. Nous les prendrons à cet état qui ne comporte que des manœuvres relativement simples, et, en remontant vers leur état primitif, nous étudierons successivement les opérations plus complexes que leur ablation exige.

1° POLYPES. — Quel que soit le point d'implantation du pédicule, si le polype peu volumineux est arrivé *dans le vagin*, où il se trouve comme suspendu, l'ablation en est très facile. Qu'il soit attaché sur la portion vaginale ou dans la cavité utérine, le pédicule se laisse tordre à l'aide d'une forte pince placée sur la tumeur; et, si ce pédicule est peu épais et peu résistant, la torsion en a vite raison en deux, trois ou quatre tours; si la torsion est insuffisante, on glisse le long de la pince de forts ciseaux courbes sur le plat qui sectionnent ce pédicule au ras de la tumeur, le reste se rétracte vers la paroi utérine sans autre inconvénient. Il est inutile désormais de parler de moyens surannés, tels que l'écraseur, le serre-nœud, l'anse galvanique, la ligature même, qui sont dangereux et de plus inutiles au point de vue de l'hémorrhagie, que les injections très chaudes, une pince à demeure ou le tamponnement combattent facilement.

Quand on a affaire à ces *énormes polypes* remplissant le vagin et ne permettant pas l'exploration ni le contact du pédicule, au lieu de pratiquer les débridements de la vulve comme Dupuytren, ou de tout le périné comme Kœberlé, et sans étirer la masse à l'aide des incisions en escalier de Simon, des incisions spiroïdes de Hégar, il est beaucoup plus simple de morceler la tumeur en tranches, ou encore d'inciser la capsule et d'en sortir la masse fibreuse; il ne reste plus que la coque fibro-muqueuse, qui se laisse repousser de côté et permet de traiter le pédicule.

Cette méthode a le grand avantage de mettre à l'abri de la section de l'*utérus en inversion* (1), disposition que l'on doit toujours soupçonner dans ces grosses tumeurs enclavées dans le vagin. Quand elle existe, on peut voir une seconde tumeur profonde, qui offre tous les caractères de l'utérus en inversion : surface rouge, légèrement tomenteuse, molle et ordinairement saignante, enfin un sillon plus ou moins marqué entre cette masse et le vrai pédicule, sur lequel on fait porter la section, après quoi on réduit l'inversion et on tamponne avec de la gaze iodoformée. De cette façon, la perforation de l'utérus est presque sûrement évitée ; Walther et Ricard ont eu trois beaux succès par ce procédé.

Si, malgré toutes les précautions, la perforation utérine avait lieu, ou si la réduction de l'inversion était impossible, il faudrait appliquer l'appareil fort ingénieux de Périer ou bien pratiquer l'hystérectomie vaginale totale, qui a donné une guérison à Werth en 1884.

Lorsque le polype est encore contenu dans la *cavité utérine*, il faudra faire la dilatation simple du col ou bien la discission bilatérale avec les ciseaux; puis une forte pince de Museux saisira la tumeur et deux ou trois tours de torsion amèneront la rupture du pédicule ; mais, si celui-ci paraît épais et résistant, il vaut mieux, après avoir exploré du doigt le point d'implantation, glisser des ciseaux courbes et sectionner le pédicule au ras de la tumeur. Si le doigt avait senti des battements artériels assez importants sur ce pédicule, il serait nécessaire d'y mettre une

(1) Arrou, *Gaz. des Hôp.*, 25 octobre 1891.

forte pince courbe à demeure pendant vingt-quatre ou trente-six heures.

Enfin, il sera toujours bon de faire un tamponnement intra-utérin à la gaze iodoformée.

Dans le cas où le polype utérin aurait de plus grandes dimensions, jusqu'à atteindre le volume d'une tête de fœtus à terme, remplissant le petit bassin, l'ablation de cette tumeur volumineuse relève de la méthode générale du morcellement que nous étudierons à propos des myomes sous-muqueux.

2° Fibro-myomes sous-muqueux et interstitiels internes. — Les myomes développés dans l'épaisseur de la *portion vaginale du col*, soit du côté du vagin, soit dans le canal cervical, ne présentent que rarement de véritables difficultés, à moins d'offrir un volume assez considérable, leur masse remplissant le vagin ; dans tous les cas, il suffit d'inciser la capsule pour pouvoir extraire facilement la tumeur de son enveloppe celluleuse, au besoin par morcellement ; les muqueuses du col sont peu vasculaires et il n'y a guère à craindre d'hémorrhagie.

Lorsque le myome se développe dans la *portion sus-vaginale* et évolue du côté des parties périphériques de cette région, il se trouve bientôt en saillie dans le tissu cellulaire utéro-vésical, ou à la base d'un ligament large, ou encore sous le cul-de-sac péritonéal de Douglas. Lefort (1) en a observé un qui avait dédoublé la cloison recto-vaginale jusqu'au périnée. Dans ces différents cas, la *myomotomie transvaginale* de

(1) Lefort, *Mém. Soc. Chir.*, juillet 1888, p. 577.

Czerny (1) constitue le procédé de choix permettant de laisser l'utérus intact. L'incision du cul-de-sac vaginal correspondant à la tumeur conduit directement sur elle et sur son attache à la matrice ; l'isolement du tissu cellulaire se fait facilement. il ne reste plus qu'à faire aux ciseaux la section d'une sorte de pédicule utérin qui ne saigne pas d'une façon inquiétante : dans le cas contraire, une pince à demeure suffira. Cependant, dans les culs-de-sac latéraux, il faut inciser autant que possible en arrière d'une ligne passant à la face postérieure du col, pour éviter sûrement l'uretère et l'utérine ; en avant, il faut dégager avec soin la vessie, en la repoussant du doigt vers le pubis et, s'il était nécessaire, ouvrir le cul-de-sac péritonéal : cela se présentera plus souvent du côté du cul-de-sac de Douglas, où le myome peut être intra-péritonéal sur une partie de sa surface.

Cette myomotomie transvaginale est appliquée de bonne heure dans ces cas, à cause des troubles précoces de compression déterminés par ces tumeurs, de sorte qu'elles n'ont pas encore un gros volume, condition nécessaire pour faire ces manœuvres commodément et sans perte de sang importante. Czerny, Olshausen, Boeckel, Lucas-Championnière, ont obtenu ainsi de très beaux résultats.

Les *myomes sous-muqueux* faisant une saillie notable dans la cavité utérine, mais encore sessiles, les tumeurs interstitielles, mais plus rapprochées de la muqueuse et sans saillie notable du côté de la surface péritonéale, ces *myomes interstitiels internes*, comme

(1) Czerny, *Weiner med. Woch.*, 1881, nos 18 et 19.

les appelle Delbet, doivent être attaqués par la voie vaginale ; mais, pour arriver jusqu'à eux, lorsque le col n'est pas suffisamment dilaté, il est nécessaire, premier temps, d'ouvrir le canal cervical, ce qui permettra ensuite d'appliquer différents procédés, selon le volume des tumeurs à extraire.

α. *Ouverture du canal cervical.* — On peut se contenter, si la tumeur est petite, soit de dilater le col avec les bougies de Hégar, soit de pratiquer une simple section bilatérale, ou plusieurs incisions sur toute la circonférence selon le procédé de Chroback, soit encore faire la dilatation selon le procédé de Vulliet, de Genève, que nous avons étudié à propos du toucher intra-utérin.

Quand la voie doit être largement ouverte, il faut recourir à l'hystérotomie, d'après le procédé de Péan (1) : après les soins préliminaires, les rétracteurs vaginaux placés, le col est fixé par une pince de Museux et libéré de ses insertions vaginales par une incision circulaire : la désinsertion se poursuit assez haut au pourtour du col en le serrant de près avec le bistouri ; il devient ainsi libre comme un battant de cloche dans le vagin. De longs ciseaux droits font une section bilatérale nette, qui sépare les deux lèvres, ou une seule incision sur le milieu de la lèvre antérieure (Doyen) ; cette section est poursuivie jusqu'au-dessus de l'orifice interne, l'utérus s'entr'ouvre et se partage pour ainsi dire en deux parties.

Le toucher intra-utérin peut alors permettre un

(1) Secheyron, *Hystérotomie vaginale*. 1888.

examen complet de la cavité utérine et de ses parois ; après l'intervention, on fera la suture des plaies utérines et vaginales.

Une fois le canal cervical suffisamment élargi pour y manœuvrer et les rapports de la tumeur bien reconnus, alors, selon la saillie et le volume du myome, le chirurgien a à choisir entre deux méthodes : l'*énucléation simple* et le *morcellement*, dont les indications sont elles-mêmes différentes.

Si la tumeur a subi une évolution interne déjà avancée, si elle n'est plus recouverte que par une légère couche musculo-muqueuse, et surtout si elle est d'un volume assez petit pour être accouchée d'une seule pièce à travers le canal cervical, on aura recours à l'énucléation simple. Si, au contraire, le myome est plus volumineux, plus intra-mural, l'attaque en sera plus difficile; la couche musculeuse ne pouvant être sectionnée sur tout son grand diamètre, la libération de sa face profonde serait trop laborieuse et surtout l'extirpation de la masse entière ne pourrait se faire par l'ouverture cervicale: dans ce cas, il faudra faire le morcellement de cette masse, méthode qui a elle-même des limites.

β. *Énucléation vaginale simple.* — L'énucléation consiste à décortiquer le myome de sa capsule utérine.

Ce procédé, conçu par Dupuytren et Velpeau en 1840, fut exécuté par Amussat qui perdit une malade sur trois. Velpeau le pratiqua aussi deux fois sans succès, puis Bérard, Lisfranc, Maisonneuve ne furent pas plus heureux; la septicémie fit abandonner cette méthode.

Cependant, l'énucléation fut reprise en Angleterre,

en Amérique, et, en 1857, Hutchinson réunissait 18 cas, avec 6 insuccès. En Allemagne, ce fut Langenbuk qui préconisa cette intervention, que pratiquèrent Braun, Gusserow, Martin, avec une grande prudence; cependant, Hegar perdit 4 malades sur 19; Schroeder, 3 sur 11; Frankenhauser, 9 sur 23; Chroback donne, en 1885, une statistique avec 15.6 pour 100 de mortalité; Vautrin, en 1886, arrivait à 14 pour 100.

Mais toutes ces interventions étaient pratiquées de façons diverses, sans technique bien arrêtée, et il est juste de reconnaître que Péan régla ces manœuvres et montra toute l'importance de l'hystérotomie vaginale, en reculant les limites de l'intervention par le morcellement.

L'énucléation simple ne doit être appliquée qu'à des tumeurs du volume d'une mandarine ou au plus d'une orange.

Le *manuel opératoire* peut se diviser en plusieurs temps; la femme est en position dorso-sacrée.

Premier temps. — L'utérus est abaissé, le col ouvert, une *incision* est pratiquée longitudinalement sur toute la saillie de la muqueuse au niveau de la tumeur.

Deuxième temps. — La *décortication* est pratiquée, soit avec les doigts, soit avec des instruments, curette dentée de Thomas, énucléateurs de Sims, de Simpson, de Pozzi. La tumeur est saisie à l'aide d'une forte pince de Museux, qui permet de la tourner dans tous les sens et de présenter successivement toute sa surface adhérente en même temps que de faire des tractions fort utiles.

Troisième temps. — La tumeur une fois isolée, *son extraction* est assez facile si son volume est petit, et les pinces l'amènent dans le vagin ; si cette extraction est pénible, il ne faut pas hésiter à fragmenter la masse à coups de ciseaux, sans s'imposer la fatigue d'une extraction en bloc à travers un canal que l'on risque de déchirer.

Donc, *l'énucléation simple sera réservée aux petites tumeurs* : dès lors, inutile de parler des pinces à faux germe, de l'imitation de céphalotribe de Frankenhauser, du petit forceps de A. Martin, de l'instrument en tire-bouchon de Polk et de celui de Segond, où le forceps était combiné avec une sorte de trépan.

Dans certains cas où l'énucléation ne peut être menée à bien jusqu'au bout, Atlee eut l'idée de faire *l'opération en deux temps*, et dernièrement Vulliet a repris ce procédé. Ce chirurgien s'abstient, dans le cas de fibrome encore inclus dans la paroi utérine, de toute tentative d'énucléation forcée ; il fait le débridement de la capsule, à l'aide d'un bistouri boutonné à lame cachée dans un manchon cylindrique ; glissant ce bistouri sur un doigt jusqu'au point le plus élevé de la tumeur, il en fait émerger la lame et incise en retirant l'instrument jusqu'à l'extrémité inférieure. Puis on bourre la cavité avec des tampons iodoformés et on abandonne l'expulsion aux efforts naturels de la contractilité utérine : de deux à quinze jours après, la tumeur se transforme en polype en faisant hernie à travers l'ouverture de sa capsule, et passe dès lors dans la catégorie des tumeurs accessibles.

Si l'extirpation ne peut être encore complète à ce moment, Vulliet remet des tampons utérins, qu'il change toutes les vingt-quatre ou quarante-huit heures, puis il recommence une nouvelle intervention ; il a fait jusqu'à quatre séances pour avoir le néoplasme entier.

Il faut néanmoins se bien rappeler que ces *ablations incomplètes* ont donné lieu à des accidents redoutables ; les précautions antiseptiques doivent donc être très sévères.

D'ailleurs, dans toute énucléation, on peut observer différents accidents, que nous étudierons plus complètement à propos du morcellement.

Les *soins consécutifs* à l'opération sont d'une extrême importance : il faut d'abord sectionner les lambeaux de capsule dont la nutrition est compromise, puis faire passer une grande quantité d'eau bouillie chaude de 45 à 50 degrés, enfin faire le tamponnement de la cavité utérine avec de la gaze iodoformée. De plus, une injection sous-cutanée d'ergotine favorisera les contractions et la régression de l'utérus.

On ne peut pas se servir des statistiques, même récentes, pour estimer la valeur et la gravité de l'énucléation simple, telle que nous l'entendons, d'une part, parce que les faits rassemblés par Gusserow, depuis Amussat jusqu'en 1877, datent de la période septique, et puis parce que les indications et les applications en étaient mauvaises il y a quelques années à peine ; ainsi, A. Martin déclare « qu'il renonce à l'énucléation vaginale chaque fois qu'il s'agit de tumeurs du corps utérin très volumineuses, alors même qu'elles sont déjà à moitié expulsées ». Nous verrons que le morcellement recule bien plus loin les limites de l'intervention par les voies naturelles.

D'ailleurs, en 1890 Léopold et Braun ont donné une plus juste idée des résultats actuels de l'énucléation avec des faits récents : le premier a eu 28 guérisons sur 28 malades, le second 15 sur 15.

γ. *Morcellement, myomotomie vaginale.* — Les tumeurs sous-muqueuses ou intra-pariétales qui, par leur volume, ne relèvent plus de l'énucléation simple peuvent encore être enlevées par les voies naturelles, par morceaux plus ou moins volumineux, jusqu'à ce qu'on arrive aux limites de leur capsule utérine. Cette intervention repose sur la vascularisation peu riche, peu dangereuse des fibro-myomes. Ce qui fait la caractéristique de cette méthode, c'est que la tumeur est attaquée d'emblée en son centre, sans subir de tentative d'énucléation, et son ablation est totale.

Déjà Emmet depuis 1874, ainsi que Czerny pratiquaient « l'extraction des corps fibreux par traction », en combinant l'énucléation et le morcellement, mais sans méthode bien arrêtée ; c'est à Péan que nous devons une technique opératoire nettement déterminée, avec des indications précises dans l'application spéciale de la méthode générale du morcellement des tumeurs.

Après une série de publications de Péan, de 1883 à 1889, son élève Secheyron réunit en un traité didactique les éléments de l'*hystérotomie vaginale*. Peu après, dans une discussion à la Société de Chirurgie (1). Terrillon, Bouilly, Segond, Championnière,

(1) *Mém. Soc. Chir.*, 1889, 15 mai.

Terrier, apportèrent des faits montrant toute l'importance de cette méthode.

Le *manuel opératoire* comprend les temps prélimi-

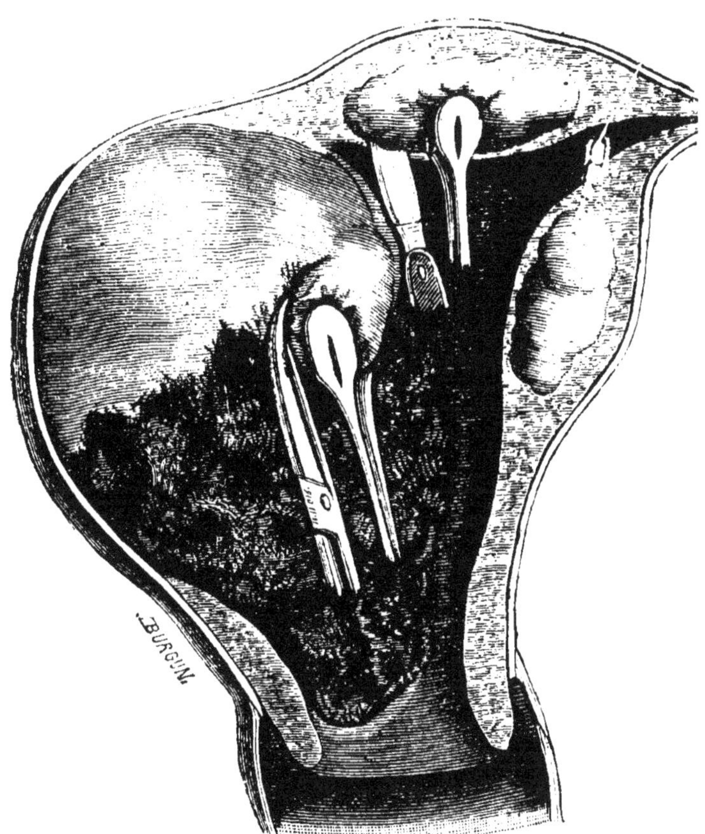

Fig. 13. — Morcellement des corps fibreux, d'après Péan (Pozzi).

naires de l'hystérotomie que nous connaissons et le temps principal du *morcellement*.

La malade étant couchée dans la position dorso-sacrée

ou mieux pour Péan dans la position latérale gauche, on procède aux soins préliminaires, au placement des écarteurs vaginaux, puis à la libération et à la section bilatérale ou médiane du col ; une pince de Museux est placée sur chaque lèvre du col et abaisse l'utérus. Le doigt, introduit dans la cavité, peut explorer la tumeur.

Le morcellement commence alors : une forte pince à trois dents saisit la partie la plus saillante de la tumeur et l'attire fortement en bas ; une incision profonde est pratiquée dans la tumeur suivant son grand axe ; une seconde pince dentée saisit aussi haut que possible une des lèvres de cette plaie et la partie sous-jacente est excisée à coups de ciseaux ; la pince est replacée, et on extirpe ainsi, morceau par morceau, des fragments de plus en plus gros, du volume d'une noisette, d'une noix, d'une petite pomme, et l'on va ainsi du centre à la périphérie ; puis le morcellement, aidé de l'énucléation, permet l'ablation de parties volumineuses dont l'ensemble atteint et dépasse le volume d'une tête de fœtus à terme (Secheyron).

Doyen pratique la section de la lèvre antérieure du col et le morcellement progressif de la tumeur, avec cette particularité qu'il fait sur le fibrome une incision en V d'avant en arrière et longitudinalement ; de plus, il agit toujours à la surface plutôt qu'au centre. Grâce à plusieurs sections en V, on peut attirer successivement au dehors, sans le détacher du reste de la tumeur, chaque segment ainsi formé et extraire la masse totale, parsemée d'incisures, presque d'un seul morceau. Il a enlevé par l'hystérotomie des fibromes pesant jusqu'à 1.800 grammes.

Les dernières parties extraites par traction et énucléation offrent une surface convexe lisse plus rouge, recouverte de petits débris celluleux. Le doigt examine les autres parties de l'utérus, et, si l'on reconnait un autre myome attaquable, on le morcellera de la même façon ; on peut enlever ainsi une série de petits fibromes. Mais, si l'utérus a subi des délabrements trop considérables, il faut pratiquer l'hystérectomie vaginale totale.

Secheyron insiste sur la nécessité de ne pas laisser un myome, si petit soit-il, qui plus tard, en se développant, viendrait donner une preuve de l'inutilité de l'opération antérieure ; toutefois, il convient que certains chirurgiens pourront préférer procéder à des séances successives à mesure que les indications apparaitront.

Enfin, dans un dernier temps, l'opérateur procède à la *toilette de l'utérus* : la tumeur enlevée, il reste une vaste cavité communiquant avec la cavité utérine ; des pinces longuettes saisissent les points saignants, et quelques-unes, douze, quinze, vingt, sont laissées à demeure ; puis, les plus petits caillots seront enlevés avec soin, et, entre les pinces à demeure, on placera des pelotons de gaze iodoformée.

Si l'opération a été simple, on peut faire la suture des lèvres du col ; si ces parties sont en mauvais état, on les réséquera. Enfin, le vagin sera lui-même tamponné à la gaze iodoformée.

Dans les jours suivants, on donnera de l'ergotine. On enlèvera les pinces à demeure au bout de trente-six à quarante-huit heures, et, s'il survenait de la fièvre, des douleurs, un écoulement d'odeur marquée, on ferait l'extraction des tampons, puis des lavages antiseptiques, suivis de nouveaux tamponnements à l'iodoforme.

Malgré tous les progrès de la technique opératoire, les *accidents* de ces interventions toujours laborieuses n'ont pas complètement disparu.

L'*hémorrhagie* est rarement inquiétante, l'opération se fait souvent à blanc, tant ces tumeurs sont, en général, peu vasculaires. Cependant, on peut tomber sur un de ces myomes mal délimités, télangiectasiques. Chez une femme très anémiée, Bouilly a dû s'arrêter, au milieu de son opération, devant l'abondance du sang. Dans ce cas, on fera des irrigations très chaudes, des tamponnements temporaires ou bien définitifs et on donnera de l'ergotine.

La *perforation* de l'utérus sera évitée par l'examen intra-utérin répété au cours de l'opération, et aussi par la palpation abdominale, qui fera reconnaître l'épaisseur de la coque utérine. D'ailleurs, cette perforation n'est grave qu'autant que le morcellement ne pourrait pas être terminé et qu'il y aurait à craindre des accidents septiques entraînant une péritonite généralisée ; sans quoi la plaie utérine s'isole par des adhérences rapides du péritoine.

D'ailleurs, ces accidents septiques seront évités en faisant une ablation totale de la masse et en apportant la plus grande rigueur dans la propreté.

Si séduisante que soit la méthode de myomotomie vaginale, elle a ses *indications* limitées, sous peine de devenir une opération laborieuse et pénible, nécessitant des manœuvres répétées trois ou quatre cents fois, et durant deux ou trois heures ;

d'autres méthodes deviennent alors plus favorables.

La plupart des chirurgiens sont actuellement d'accord pour limiter l'application de la myomotomie vaginale aux tumeurs solitaires ou multiples sous-muqueuses ou interstitielles internes dont le volume total atteint au maximum celui d'une tête de fœtus à terme.

Dans le cas où la coque utérine est très mince, il est préférable, ainsi que le conseille Doyen, de faire l'hystérectomie vaginale totale, car on évite difficilement la suppuration de cette loge du fibrome qui tarde à se rétracter et reste flasque, faute d'une musculature suffisante.

On n'a pas encore de données précises sur les résultats opératoires de la myomotomie vaginale ; au dernier congrès de chirurgie, Péan a déclaré d'une façon générale que, sur plus de 300 fibromes du corps de l'utérus, interstitiels et sous-péritonéaux, opérés par la voie vaginale, de 1882 à janvier 1893, il n'a eu que 2 pour 100 de mortalité ; une statistique plus précise est celle de Doyen (1), qui a obtenu 21 guérisons sur 22 malades, dont l'une, opérée d'urgence pour un fibrome sphacélé, est morte atteinte préalablement de péritonite.

ε. *Hystérectomie vaginale.* — L'ablation totale de l'utérus myomateux avait été proposée par Kottmann (2) en 1882, et, dans cette même année, Péan l'appliqua plusieurs fois et l'érigea en véritable méthode thérapeutique pour certains fibromes uté-

(1) Doyen, *Arch. prov. de Chir.*, décembre 1892.

(2) Kottmann, *Correspond f. schw. Ærzte*, janvier 1882.

rins. Bientôt Demons, Terrier, Richelot, Sänger, Léopold, pratiquaient l'hystérectomie vaginale avec cette nouvelle indication.

Cependant, cette opération gardait toujours une certaine gravité et surtout une difficulté dans la technique, dont l'insuffisance la rendait presque toujours très laborieuse ; cette technique s'est modifiée, l'instrumentation s'est perfectionnée entre les mains de Péan, de Richelot, de Doyen, et aujourd'hui l'hystérectomie vaginale totale prend une importance considérable, en voyant les limites de ses indications notablement reculées.

Le *manuel opératoire* présente des différences selon les chirurgiens et exige une description distincte de quelques procédés. Nous donnerons d'abord celui de Péan, le premier en date.

Procédé de Péan. — D'abord, la malade sera préparée comme d'ordinaire, de façon à assurer l'asepsie de la vulve, du vagin et du rectum, et le chirurgien s'entourera des précautions désormais classiques de la méthode aseptique.

La malade sera placée dans le décubitus latéral gauche, la vulve est maintenue béante par des écarteurs coudés et le col solidement saisi par une pince à dents. On incise la muqueuse vaginale par un trait circulaire autour du col, qui est libéré aussi haut que possible, sur les faces antérieures et postérieures, en évitant de blesser la vessie et le rectum, qui sont protégés sous de longs écarteurs.

Puis la section des ligaments larges se fait après avoir saisi dans une pince à mors courts, parallèles, la portion correspondant au segment utérin rendu accessible et visible par les écarteurs poussés profondément ; la section se fait au ras de l'utérus.

Alors, chaque lèvre du col est saisie par une forte pince à dents et le segment libéré est divisé en deux valves par une incision bilatérale ; chaque valve est excisée aussi haut que possible, et les pinces aussitôt replacées.

Et l'on recommence ainsi, faisant des étapes successives, composées chacune de quatre temps principaux : libération des faces antérieure et postérieure ; pincement préventif et section des ligaments larges ; division en deux valves antérieure et postérieure ; enfin, excision de ces deux valves.

En remontant ainsi, on arrive sur la ou les tumeurs, que les ciseaux attaquent ; si l'on trouve de petits noyaux myomateux faciles à énucléer, un crochet ou une forte érigne plantée dans leur épaisseur les enlève facilement par un mouvement de torsion ; si la masse est trop grosse, les ciseaux la morcellent du centre à la périphérie : ainsi se fait l'*évidement conoïde de l'utérus*.

On arrive à ouvrir plus ou moins tardivement les culs-de-sac péritonéaux ; enfin, on aperçoit le fond de l'utérus, après avoir enlevé une série de fragments ; il faut alors compléter l'hémostase des ligaments larges dont la partie supérieure est devenue accessible à la vue. On saisit ces ligaments avec de nouvelles pinces hémostatiques ; ainsi, l'*hémostase préventive* est faite en plusieurs temps. On excise le fond en continuant le morcellement, et les annexes sont attirées et excisées après avoir pincé leur pédicule.

Après s'être assuré que l'hémostase est bien faite, les pinces sont réunies en un faisceau comprenant de 8 à 10 pinces au minimum, mais Péan va jusqu'à 30, 40 et même 50 pinces à demeure ; ces instruments, la plupart d'un volume et d'un poids assez considérables, forment une masse qui, bien que soutenue par des tampons et des éponges iodoformés, détermine cependant une aggravation des douleurs. Le pincement et le morcellement sont, à la vérité, poussés à l'excès par Péan.

Cet abus de forcipressure ne s'explique que par les revendications répétées de Péan à la priorité de l'application méthodique de la forcipressure à l'hémostase définitive du ligament. Cependant, il est bien établi aujourd'hui que, si la forcipressure *temporaire* des ligaments larges appartient à Péan, qui a ainsi appliqué à l'hystérectomie vaginale la méthode générale de pincement des vaisseaux, la forcipressure *définitive* des ligaments larges ne lui appartient pas. C'est Spencer Wells qui a eu le premier, en 1882, l'idée de laisser des pinces à demeure sur le ligament large.

En 1885, Richelot (1) proposa de laisser les pinces à demeure, à l'exclusion de la ligature, et appliqua ce procédé le 8 juillet 1886 ; et ce n'est qu'après la communication de ce fait par Richelot que Péan a employé méthodiquement et de parti pris la forcipressure définitive le 21 juillet suivant. C'est donc à Richelot que revient la priorité dans cette question.

(1) Richelot, Communicat. Acad. méd., 13 juillet 1886.

La durée de l'opération, parfois assez courte dans le cas de fibrome du volume d'une châtaigne, peut varier de 10 minutes à 40, 50 minutes et même une heure, deux heures et jusqu'à quatre heures.

Procédé de Léopold. — Les malades très affaiblies doivent être, plusieurs semaines à l'avance, soigneusement nourries. On fait une désinfection très minutieuse des organes sexuels internes et externes, et du rectum avec des bourrelets de gaze iodoformée ; enfin, on fait un lavage du col avec une solution phéniquée à 5 pour 100.

Si le vagin est trop étroit, on le fend par des incisions longitudinales sur les côtés, se prolongeant jusqu'à la voûte du vagin, au niveau de l'incision circulaire portant sur le col attiré en bas.

On repousse la vessie en haut, surtout sur les côtés, en faisant des examens répétés avec la sonde.

Pendant ce temps, un assistant refoule de haut en bas l'utérus myomateux.

On ouvre le cul-de-sac de Douglas et on y introduit une petite éponge fixée à un fil d'argent.

Avec l'index, on examine l'étendue de l'utérus, et, s'il se laisse attirer plus bas avec la pince de Museux, on fait la ligature des deux ligaments larges avec de la soie forte. Après cela, on liera de préférence de petites masses de tissu.

Mais, si l'utérus est épais, noueux et si large qu'on ne puisse l'attirer en bas davantage, on fera d'abord sur sa paroi postérieure une incision profonde, longitudinale, on ouvrira la capsule du myome et on dégagera avec les doigts les nodosités les unes après les autres, jusqu'à ce que l'utérus tombe plus bas et qu'on puisse lier facilement.

Quand la matrice est enlevée, les trompes et les ovaires restant en place, on met sur les côtés les pédicules, on retire l'éponge et on suture les deux lèvres du péritoine : puis on remplit le vagin de gaze iodoformée. Pour le reste, on agit comme d'habitude.

Ainsi, Léopold pratique encore la ligature par étages des ligaments larges : cette méthode est complètement abandonnée en France pour la forcipressure définitive des ligaments.

Procédé de Doyen (1). — La malade est purgée avant l'opération ; on applique pendant quarante-huit heures un pessaire Gariel à air comprimé, afin de dilater le vagin. La vulve est rasée, la vessie évacuée et la cavité vaginale lavée au savon et au sublimé. La malade est sur le dos, les jambes relevées ; l'opérateur et son aide sont assis, les instruments à leur portée.

Le col est saisi latéralement par deux pinces à griffes, qui y demeurent fixées jusqu'à la fin de l'opération. L'abaissement étant aussi complet que possible, on incise avec les ciseaux mousses la muqueuse vaginale autour du col. Le cul-de-sac postérieur est rapidement ouvert avec l'index droit, et la face postérieure de l'utérus détachée de ses adhérences, s'il en existe. Il est alors facile d'explorer le petit bassin et de décider si l'utérus doit être sacrifié.

On pratique alors avec le doigt l'isolement de la vessie que suivent les uretères.

(1) Doyen, *Arch. prov. de Chir.*, décembre 1892, p. 83.

Les deux pinces du col étant attirées en bas et un court écarteur maintenu par l'aide au-dessus du pubis, on sectionne de bas en haut la paroi antérieure du col; le cul-de-sac péritonéal vésico-utérin, généralement apparent au-dessous de l'écarteur, est ouvert par le

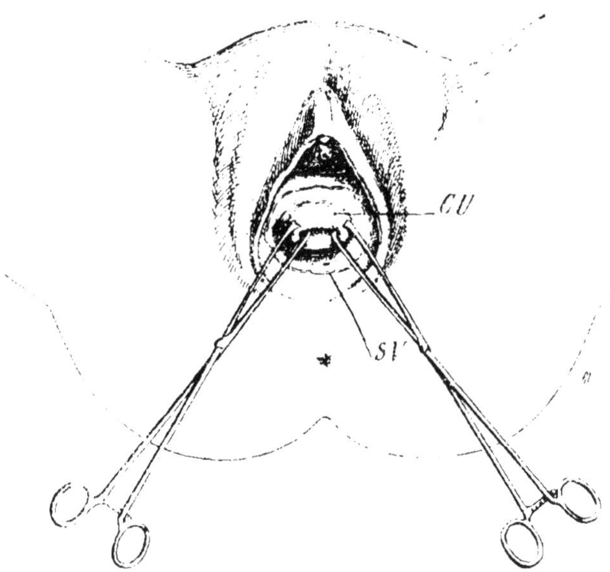

Fig. 14. — Premier temps de l'hystérectomie vaginale par le procédé de Doyen (Doyen).
cu, col de l'utérus; *sv*, section de la muqueuse vaginale.

premier ou le second coup de ciseaux. L'ouverture en est agrandie à l'aide de ces derniers, entr'ouverts, et la lèvre antérieure de la séreuse chargée sur l'écarteur.

L'utérus est saisi à droite et à gauche, sur les lèvres de la section longitudinale, par deux nouvelles pinces à griffes et attiré en bas; un nouveau coup de ciseaux prolonge la section et deux autres pinces saisissent l'organe aussi haut que possible. Les deux pinces sous-jacentes sont enlevées, pour être appliquées plus

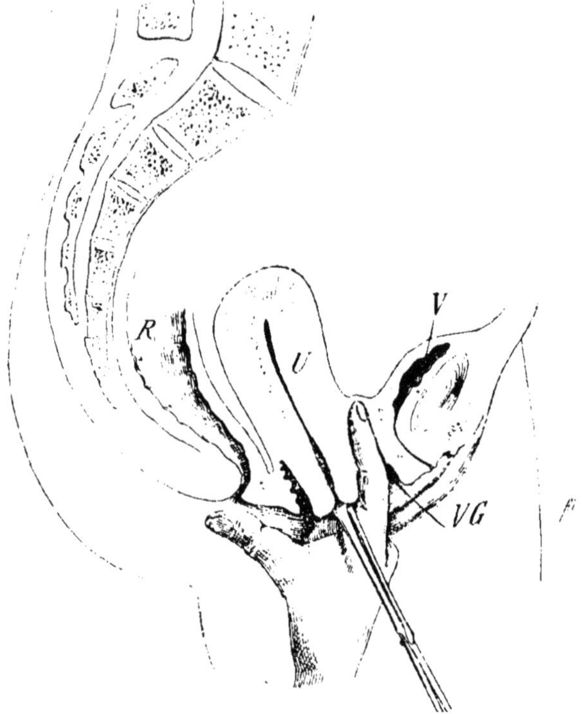

Fig. 15. — Deuxième temps : ouverture du cul-de-sac péritonéal recto-utérin, décollement de la vessie (Doyen).

haut. La section est prolongée jusque sur le fond de l'utérus, s'il le faut, pour en obtenir l'extraction.

Le plus souvent, si la vulve n'est pas trop étroite et si l'utérus ne se montre que doublé de volume, le renversement progressif se fait sans difficulté et sans qu'il soit nécessaire de prolonger très haut sur le corps la section longitudinale.

S'agit-il d'un utérus énorme, de fibromes multiples, le procédé ne diffère pas dans ses grandes lignes : l'utérus abaissé, les culs-de-sac péritonéaux largement ouverts, le col, tenu latéralement par ses deux pinces,

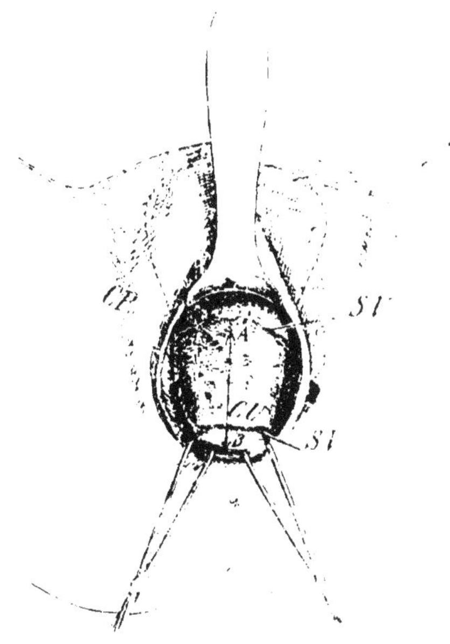

Fig. 16. — Troisième temps : abaissement du col, section longitudinale de la paroi antérieure du col (Doyen).

est incisé en long sur sa face antérieure et saisi plus haut sur les lèvres de la section avec deux nouvelles pinces. On peut alors choisir entre deux méthodes : enlever de chaque côté de la section longitudinale des fragments de tissu aussi gros que possible, ou, ce qui est plus rapide, sectionner le corps de l'utérus en V sur sa face antérieure, en ménageant les parties latérales de l'organe.

Doyen opère, dans bien des cas, presque sans écarteur, et l'index droit, introduit par le cul-de-sac antérieur dans le péritoine, sert à guider la tumeur pendant qu'elle est abaissée par des tractions méthodiques.

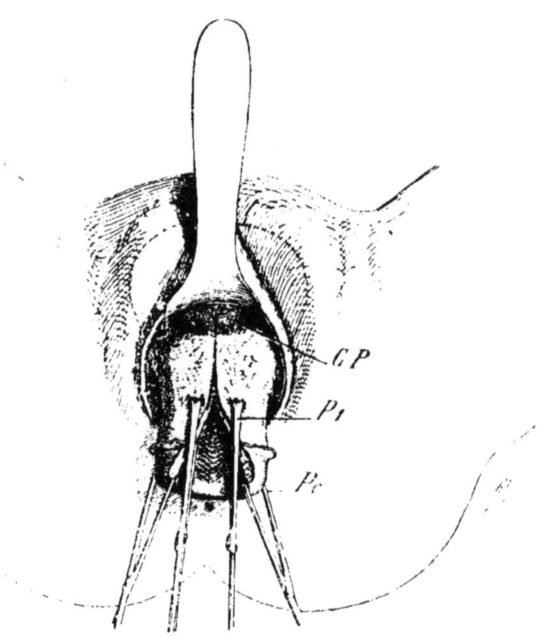

Fig. 17. — Prolongement de la section, apparition au dehors et ouverture du cul-de-sac péritonéal antérieur (Doyen).

Quatre ou cinq fois seulement il est arrivé à Doyen d'abandonner le cul-de-sac antérieur pour attaquer par le postérieur un fibrome sous-péritonéal enclavé. Dans ces cas, il ne pratique toujours que la section médiane partielle de l'utérus, et, au moment où le fond apparaît, ce dernier se trouve encore relié au col, auquel demeurent fixées les deux premières pinces.

Lorsque l'utérus est hors de la vulve, il n'a été fait encore aucune hémostase.

On détache avec les doigts, s'il y a lieu, et on attire aussi bas que possible, avec des pinces à anneaux,

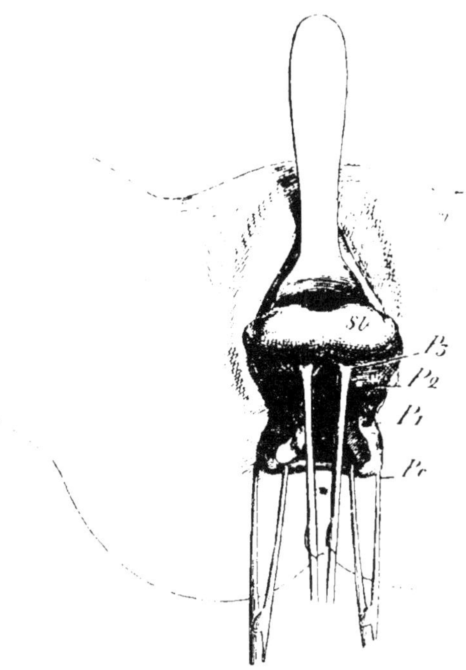

Fig. 18. — Quatrième temps : bascule de l'utérus en avant ; son apparition à la vulve (Doyen).

les annexes altérées ou non, pour appliquer les pinces à mors élastiques, en commençant, à moins d'indication contraire, par le ligament large gauche. Ce ligament étant saisi à l'aide de la main gauche, au delà des annexes, on introduit une première pince presque verticalement, une des branches en avant, l'autre en arrière, et on la ferme modérément, de façon à assurer, par le contact direct de ses extrémités avec l'index gauche au niveau du cul-de-sac postérieur, que rien ne lui échappe et que, par contre, elle ne saisit aucun organe étranger. La pince est alors

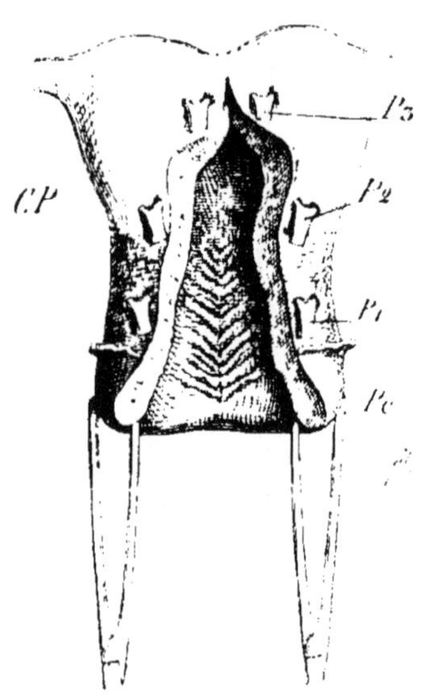

Fig. 19. — Schéma de la section longitudinale d'un utérus (Doyen).

serrée au maximum ; une seconde plus grêle est appliquée au-dessous, pour plus de sécurité, et le ligament large est sectionné à quelques millimètres d'elle.

L'autre ligament est traité de la même façon. Si la grande pince, ce qui est bien rare, n'a pu être appliquée d'emblée au-dessus des annexes, on place ensuite au delà de l'ovaire et de la trompe une pince plus petite et on les résèque.

Le tamponnement est fait avec une compresse stérilisée, en ayant soin d'adosser les lambeaux péritonéaux antérieur et postérieur.

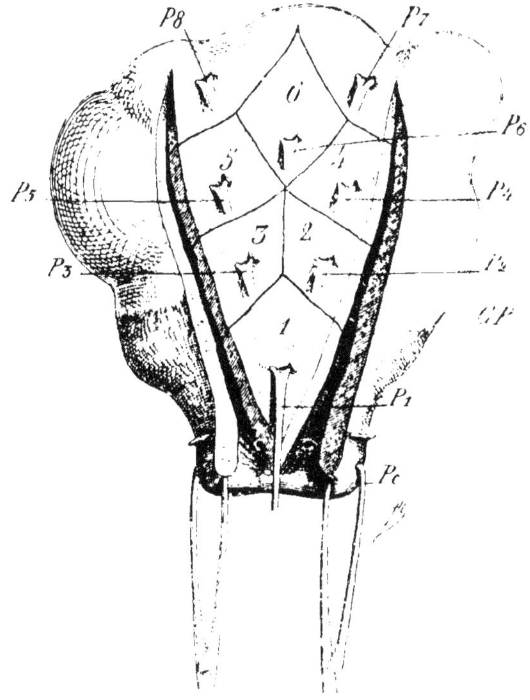

Fig. 20. — Schéma du morcellement d'un gros fibrome par une double incision en V de la paroi antérieure de l'utérus (Doyen).

La grande pince de chaque côté est retirée au bout de quarante-huit heures et se détache aisément, grâce à l'élasticité de ses mors ; la petite est enlevée le soir ou le lendemain matin, ainsi que la gaze, si cette dernière paraît sensiblement remontée vers la profondeur.

L'élasticité des ligaments larges, qui a été mise en jeu pendant l'opération, se manifeste, en effet, peu à peu, et l'avantage extrême de ce procédé d'hémostase définitive est que les pinces à demeure, dont l'articu-

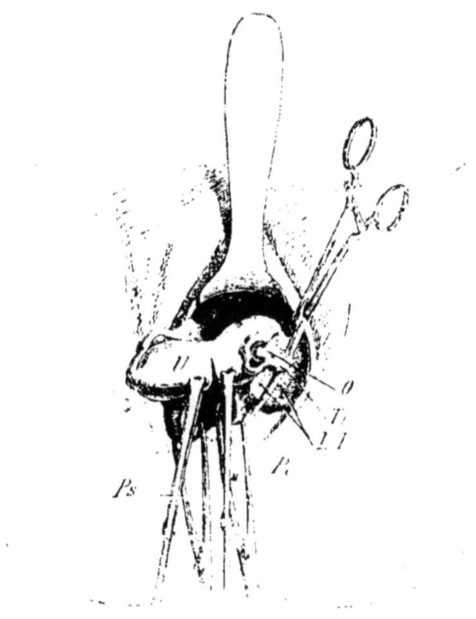

Fig. 21. — Cinquième temps : application des pinces à demeure et section des ligaments larges (Doyen).

lation correspond au bord supérieur des ligaments larges, tandis que leur extrémité vient buter en s'en coiffant au niveau du péritoine du cul-de-sac de Douglas, ne peuvent en aucun cas venir faire saillie en plein péritoine, au milieu des anses intestinales.

Divers *accidents* peuvent se présenter au cours de l'hystérectomie vaginale ou à sa suite.

D'abord, l'*hémorrhagie* est bien moins à redouter pendant l'opération qu'on ne l'a pensé, et l'on peut morceler ces masses fibreuses sans grande perte de sang, même sans le pincement préventif, que Doyen déclare absolument inutile ; l'hémorrhagie secondaire ou consécutive ne se produit pas, comme dans le cas de cancer ayant altéré les parties voisines.

La lésion d'un *uretère* est difficile si on procède méthodiquement dans la séparation de la vessie et si l'on se tient près du col au début ; la déchirure de la *vessie* sera exceptionnelle et sera suturée aussitôt. Enfin, l'opération terminée, il faut veiller à ce que les pinces à demeure ne fassent pas pression sur ces organes.

Le *shock* n'est que rarement la suite de la perte de sang ou de la longueur de l'opération ; mais bien plus souvent cet épuisement tient à l'état des reins et du cœur, dont les altérations sont fréquentes, comme on le sait, et aggravent singulièrement le pronostic en général.

Enfin, la *septicémie* n'est plus un facteur à compter pour la chirurgie aseptique.

La *gravité* de l'hystérectomie vaginale a notablement diminué dans ces dernières années ; aussi serait-il absolument faux de s'appuyer sur d'anciennes statistiques pour l'apprécier ; Reynier, de Paris, a communiqué au dernier congrès de chirurgie 5 hystérectomies vaginales avec morcellement sans insuccès ; Jacobs, de Bruxelles, 11 hystérectomies vaginales sans insuccès ; Routier, 6 opérations avec 6 guérisons ; Richelot a fait 34 hystérectomies vaginales avec morcellement et n'a eu qu'un seul cas de mort ;

Potherat, 12 cas avec 1 mort ; Péan a pratiqué plus de 300 fois cette opération avec 2 pour 100 seulement de mortalité ; Doyen, de Reims, sur 33 cas, n'a eu qu'une seule mort, qui doit être imputée à la négligence d'une infirmière ; enfin, Léopold a opéré par cette méthode 21 malades avec 3 morts, dont 2 de septicémie et l'autre d'une affection n'ayant aucun rapport avec l'opération.

Cette série de statistiques, pour la plupart encore peu élevées, montre bien que l'hystérectomie vaginale appliquée aux fibro-myomes donne d'excellents résultats, et il y a une grande tendance à appliquer ce traitement à une catégorie beaucoup plus étendue de ces tumeurs qu'on ne le faisait il y a quelques années à peine. Ainsi, Pozzi formulait en 1890, dans son Traité (1), l'appréciation suivante : « Cette méthode me paraît devoir être réservée aux cas où l'utérus, relativement peu volumineux, peut être extrait sans grands efforts et sans longs morcellements par les voies naturelles. Pour préciser davantage, je conseillerais l'hystérectomie vaginale dans les cas où l'utérus ne dépasse pas très notablement le volume du poing. »

Actuellement (2), dit-il en 1893, la technique de l'hystérectomie vaginale s'est perfectionnée au point de nous permettre d'enlever facilement et presque sans danger la grande majorité des corps fibreux pelviens pour lesquels l'hystérectomie abdominale présente une réelle gravité. Il applique à ces cas-là l'hystérectomie vaginale avec morcellement et forcipressure ;

(1) Pozzi, 1890, p. 292.
(2) *Congrès de chirurgie*, 1893.

il ne considère pas l'extirpation de l'utérus par le vagin comme plus grave que la castration, et elle est beaucoup plus efficace.

Les *indications* de l'hystérectomie vaginale se sont donc étendues au détriment de la castration ovarienne, la méthode rivale.

Toutefois on peut dire que, si la castration ne se présente pas dans des conditions très favorables d'exécution, l'hystérectomie vaginale devient l'opération de choix par sa bénignité, par ses résultats éloignés, car elle assure une cure absolument radicale.

Cette intervention sera donc pratiquée dès qu'on constatera que l'emploi judicieux des moyens palliatifs n'arrête pas le développement du myome utérin, ni les accidents qui en dépendent, tels que les hémorrhagies abondantes et répétées, ou les douleurs pelviennes.

Elle a pour *condition* que le volume de l'utérus myomateux ne dépasse pas celui d'une tête de fœtus à terme.

* * *

B. — Voie abdominale.

Historique. — Si l'ablation de l'utérus par les voies naturelles est de date déjà ancienne et si Schenk, de Grafenberg, réunit en 1600 une vingtaine d'hystérectomies vaginales, au contraire l'histoire de l'hystérectomie abdominale est de date toute récente, et ses débuts furent le résultat de surprises et d'erreurs de diagnostic. C'est ainsi que Lizars, en 1825, ouvrait le ventre croyant avoir affaire à un kyste de l'ovaire, et, ayant reconnu une tumeur fibreuse de l'utérus, il ne poursuivait pas plus loin son intervention et se contentait de cette laparotomie exploratrice. Diffenbach en 1826 referma le ventre dans des conditions semblables, et il y en eut une série d'autres.

Cependant, en 1837, Granville fit l'ablation d'un fibrome pédiculé ; sa malade mourut, et ce ne fut qu'en 1844 que Atlee et Lane réussirent cette opération ; l'année précédente, en 1843, Clay et Heath avaient tenté d'enlever des myomes sous-séreux et avaient perdu leurs malades d'hémorrhagie. En juin 1853, Burnham, enlevant deux kystes de l'ovaire, trouva, en outre, une tumeur pédiculée de l'utérus et celui-ci porteur de plusieurs myomes interstitiels ; les kystes ovariens furent extraits, puis l'utérus lui-même enlevé ; la malade guérit après quelques incidents.

Mais ce fut Kimball qui, le premier, en septembre 1853, opéra par l'abdomen avec un diagnostic exact, un myome interstitiel hémorrhagique ; il passa deux fils autour de l'isthme, enleva le corps de l'utérus et renversa les fils dans la partie inférieure de la plaie abdominale ; la malade guérit.

Un peu plus tard, en 1863, Kœberlé fit une série d'opérations de propos délibéré et surtout en modifiant heureusement la technique par l'emploi de la ligature du pédicule avec l'anse métallique du serre-nœud de Cintrat.

Bientôt vinrent les opérations heureuses de Stilling, de Spencer Wells. Mais ce furent surtout les succès de Péan (1869) et son travail sur l'hystérotomie (1) qui firent entrer définitivement cette opération dans la pratique chirurgicale, en donnant une technique opératoire rationnelle et bien déterminée.

En 1875, un autre grand progrès fut réalisé par Kleeberg, d'Odessa, qui remplaça le fil métallique de Kœberlé et de Péan par la ligature élastique provisoire, et plus tard, en 1879, Hégar perfectionna encore cette méthode du pédicule extra-péritonéal en rendant cette ligature élastique définitive pour assurer l'hémostase.

Déjà l'ovariotomie avait réalisé la réduction du pédicule; aussi Schrœder, en 1878, puis Spencer Wells, en 1880, proposèrent-ils d'appliquer à l'hystérectomie la méthode du pédicule intra-péritonéal, et ce fut alors que Czerny et surtout Olshausen, en 1884, mirent en pratique la ligature élastique perdue, qui a encore aujourd'hui des partisans. Schrœder fit des sutures sur le moignon utérin.

Cependant, des accidents septiques imprévus, survenus avec la ligature élastique perdue, firent chercher à mettre mieux le péritoine à l'abri de l'infection. C'est ainsi que Meinert, d'Odessa, en 1885, ouvrit le cul-de-sac de Douglas et fit passer le pédicule dans le vagin; puis von Hacker eut la première conception du procédé que Wœlfler exécuta en 1884, en fixant le moignon dans l'épaisseur de la paroi abdominale, au niveau du péritoine pariétal, méthode mixte. Enfin, A. Martin emploie le drainage, il crève le vagin de bas en haut et passe dans le cul-de-sac de Douglas un

(1) Péan et Urdy, *Hystérotomie*, 1873.

tube en croix dont l'extrémité inférieure, repliée dans le vagin, est entourée de gaze iodoformée.

Malgré tous ces perfectionnements, le pédicule utérin reste toujours, dans ces méthodes, une source de dangers; la réduction du pédicule ne se fait pas dans les mêmes conditions favorables qu'après l'ovariotomie, la muqueuse utérine est une menace continuelle d'infection. Aussi l'extirpation de ce moignon utérin ne devait-elle pas tarder à être tentée.

Mais l'ablation totale de l'utérus par la voie abdominale avait donné des résultats déplorables à Freund dans le traitement du cancer utérin ; c'est pourquoi quelques chirurgiens, Péan (1886), Lister, Martin, Bouilly, Gouillioud, Doyen, pratiquèrent l'ablation totale de l'utérus en combinant la voie abdominale et la voie vaginale ; ils obtinrent des résultats heureux.

Cette méthode mixte est compliquée, l'opération est longue et laborieuse, aussi l'extirpation totale par la voie abdominale se présente-t-elle de nouveau comme le but idéal de l'intervention. Des tentatives ont déjà été faites dans ce sens par différents chirurgiens, entre autres Bardenheuer, Martin, Chroback, Péan, Bouilly, sans que cette méthode soit arrivée à être formulée d'une façon bien déterminée.

En 1889, Crafford, en Amérique, crut être l'inventeur d'une « nouvelle méthode »; de même en 1891, Guermonprez, de Lille, communiqua à l'Académie deux cas d'hystérectomie abdominale totale « par un procédé probablement nouveau », et son élève Camelot (1) en rapporta un troisième cas ; mais ces tentatives ne

(1) Camelot, *Nouv. Arch. d'Obst. et Gynéc.*, août 1892.

furent pas heureuses, il y eut deux morts sur trois opérées ; les indications étaient mauvaises, et le manuel opératoire très défectueux, ressemblant d'ailleurs beaucoup à l'opération de Freund.

Enfin, Doyen, de Reims, vient de publier (1) un nouveau procédé d'ablation totale de l'utérus par la voie abdominale, qui lui a donné d'excellents résultats.

Cet historique est doublement intéressant, car il montre le chemin énorme parcouru en quelques années et il indique la voie nouvelle où s'engage la chirurgie abdominale, qui semble arriver à la dernière étape.

Division. — Pour étudier successivement les différentes méthodes opératoires applicables aux diverses variétés sous lesquelles se présentent les fibro-myomes à évolution abdominale, nous procéderons comme pour l'étude de la voie vaginale, en prenant d'abord les tumeurs devenues pédiculées, pour lesquelles une intervention simple suffit, et nous trouverons successivement les formes nécessitant des procédés plus compliqués jusqu'à l'hystérectomie abdominale totale.

L'intervention varie, en effet, selon que la tumeur est :

1° *Sous-péritonéale et pédiculée ;*

2° *Sous-péritonéale sessile ou interstitielle externe ;*

3° *Interstitielle et volumineuse ou à noyaux multiples ;*

4° *Intra-ligamentaire ou pelvienne.*

1° Fibro-myomes sous-séreux pédiculés. — L'ablation de ces tumeurs est simple et sûre : c'est la *myomectomie* proprement dite. La section du pédicule

(1) Doyen, *Arch. prov. de Chir.*, décembre 1892.

diffère selon son épaisseur ; s'il est petit, on passe au travers une aiguille chargée d'un fil de soie double, avec lequel on fait soit deux ligatures en chaîne, soit le nœud de Lawson Tait. Si ce pédicule est gros, il peut suffire de mettre une forte pince au-dessous de la tumeur et de sectionner celle-ci, en conservant une collerette de péritoine et en faisant une entaille profonde cunéiforme ; puis on suture soigneusement les lèvres et la profondeur de cette plaie, après avoir enlevé la pince et lié les gros vaisseaux s'il y en a. D'ailleurs, si on craignait d'être gêné par l'écoulement sanguin, on pourrait préalablement mettre sur le corps utérin une ligature élastique provisoire, peu serrée, faisant un ou deux tours et les deux chefs formant un nœud simple, maintenu par une pince ; on enlèverait ce lien une fois toutes les sutures terminées.

2° Fibro-myomes sous-séreux, sessiles ou interstitiels externes. — Ces tumeurs font saillie, du côté de la surface péritonéale et un peu aussi du côté de la cavité utérine, mais elles sont encore contenues dans leur capsule. Leur énucléation est d'autant plus simple que leurs dimensions sont plus petites ; A. Martin, qui a surtout préconisé cette méthode, l'a appliquée même à de grosses tumeurs, parce que l'ablation simple conserve l'utérus et ses annexes et n'entraîne pas fatalement la stérilité, considération très importante chez une femme encore jeune.

Mais la *condition* nécessaire pour appliquer l'énucléation simple, c'est que l'utérus ne porte pas d'autres noyaux myomateux, en voie de développement.

Dans ce cas, il faudrait faire en même temps la castration tubo-ovarienne ; mais à quoi bon alors enlever une tumeur qui deviendrait elle-même négligeable par le fait même de cette castration ?

L'énucléation simple sera donc réservée aux cas où

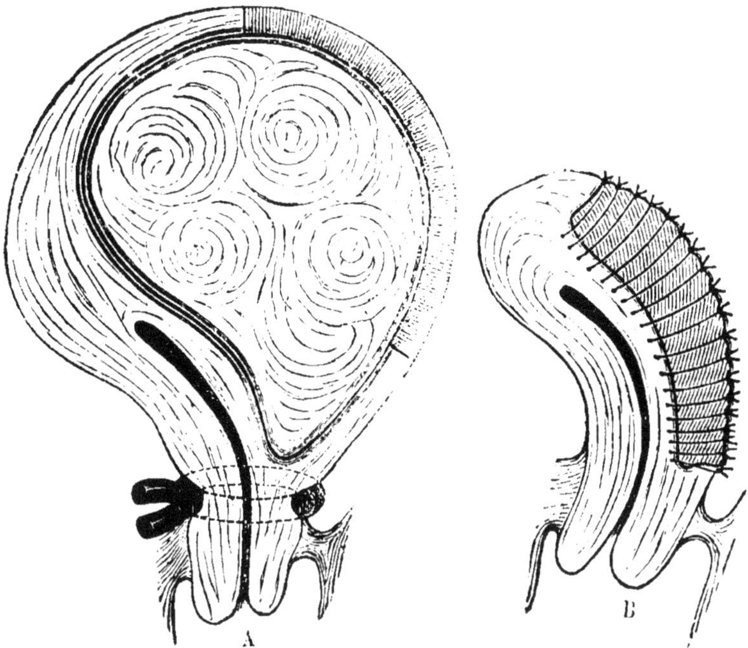

Fig. 22. — A. Énucléation d'un myome interstitiel (Pozzi).
B. Suture après l'énucléation (Pozzi).

elle permettra de conserver l'intégrité des fonctions génitales.

Le *manuel opératoire* consiste, après avoir attiré l'utérus au dehors, à assurer l'hémostase par une ligature élastique provisoire, placée sur le col au-dessous de la tumeur ; puis on divise la capsule et on énuclée le myome. La façon de traiter la cavité qui en résulte varie selon que la muqueuse utérine est intacte ou a été intéressée. Dans le premier cas, on suture les bords de l'incision de la capsule, en réséquant au besoin toute la partie de la paroi externe, désormais trop large et inutile pour la suture : dans 16 cas. Martin eut 3 morts, et une seule fois un nouveau noyau nécessita l'hystérectomie. Dans le cas où la cavité utérine a été ouverte, Martin fait la suture de la muqueuse au catgut et laisse même un drain passant de la capsule dans le col utérin; puis il fait la suture des parois de la cavité de la tumeur en passant une forte aiguille courbe sous toute la surface saignante et il serre fortement les fils pour avoir une adaptation exacte. Schrœder fait des sutures en étages au catgut.

Dans les premiers cas, Martin faisait toujours en même temps la castration ovarienne. Ses résultats furent très bons; mais plus tard il fit l'énucléation simple, et plusieurs de ses malades eurent des métrorrhagies et des douleurs; de sorte que, si les résultats immédiats sont heureux, l'énucléation n'assure pas une guérison radicale : c'est là le grave défaut de cette méthode, d'ailleurs si séduisante, mais qui ne semble pas avoir de nombreuses applications, malgré le plaidoyer chaleureux de Chévrier (1), qui a réuni 125 cas, avec une mortalité de 16 pour 100. Hégar a fait remarquer que les avantages sont illusoires, la plupart des opérées ayant dépassé l'âge de la procréation. Hofmeier a observé, chez une jeune fille à laquelle Schrœder avait enlevé un myome par énucléation, des coliques

(1) Chévrier, *Nouv. Arch d'Obst. et Gynéc.*, avril 1891.

utérines d'une violence inouïe pendant les premiers jours ; il les attribue au sang et aux sécrétions qui s'étaient accumulés dans la cavité de la plaie. Les sutures sont évidemment exposées à se rompre ou à couper les tissus.

Les *indications* de l'énucléation abdominale se trouvent donc chez une femme encore jeune, ne portant pas d'autres noyaux myomateux dans le tissu utérin, et enfin quand l'énucléation ne doit pas fatalement ouvrir la cavité utérine, ce qui aggrave, en effet, notablement le pronostic.

3° Fibro-myomes interstitiels et volumineux ou à noyaux multiples. — Lorsqu'on se trouve en présence d'une tumeur simple ou complexe ne permettant pas l'énucléation, il faut sacrifier l'utérus, et, jusqu'ici, c'est l'*hystérectomie supra ou sus-vaginale* de Kœberlé-Péan qui a été la méthode de choix ; mais les dangers que comporte la présence du pédicule, les difficultés de son traitement ont porté les chirurgiens à se débarrasser aussi de la portion cervicale de l'utérus, et quelques-uns ont simplement fait suivre l'hystérectomie supra-vaginale d'une seconde intervention par le vagin, en enlevant le moignon utérin par une hystérectomie vaginale. Cette combinaison des deux voies constitue une méthode spéciale, c'est l'*hystérectomie abdomino-vaginale*.

Enfin, actuellement il y a une forte tendance à enlever le col avec le corps utérin par la voie abdominale et à pratiquer l'*hystérectomie abdominale totale*.

Tels sont les trois grands procédés d'hystérectomie que nous avons à étudier.

A. — *HYSTÉRECTOMIE ABDOMINALE SUPRA OU SUS-VAGINALE.*

Les premiers temps de cette intervention sont bien déterminés maintenant, mais la façon de traiter le pédicule a toujours constitué la grosse difficulté de l'opération; aussi cette partie de la technique a-t-elle été l'objet de recherches et de perfectionnements multiples. Il existe deux méthodes rivales pour le traitement du pédicule.

Si Kœberlé et Péan ont rendu l'hystérectomie abdominale pratique en fixant le pédicule dans la plaie de la paroi abdominale, *Hegar* a tellement perfectionné cette technique, qu'il a fait sienne la *méthode extra-péritonéale.*

La *méthode intra-péritonéale* est celle de *Schrœder*, qui eut la hardiesse de rentrer le pédicule dans le péritoine et de refermer complètement le ventre.

Nous décrirons les premiers temps de l'hystérectomie, puis nous étudierons séparément les deux méthodes de traitement du pédicule, et nous chercherons leur valeur respective.

Le *manuel opératoire* est d'ordinaire typique ; l'ouverture du ventre est faite rapidement, assez longue pour sortir de suite la masse utérine hors de la cavité abdominale. On ne s'arrêtera donc pas à faire le morcellement de la tumeur, comme Péan, pas plus que l'énucléation de quelques noyaux fibreux saillants, comme Billroth. L'incision, faite avec précaution au niveau de la vessie, que l'on évitera en regardant ces tissus à contre-jour, remontera d'emblée en passant à gauche de l'ombilic jusqu'au sommet de la tumeur, qui est amenée sur le pubis garni de compresses stérilisées ; aussitôt, une ou deux fortes pinces réunissent les bords de la plaie abdominale dans sa partie supérieure et la tiennent désormais fermée pour couvrir les intestins qui sont protégés en bas par des compresses.

Aussitôt, à la face antérieure de la tumeur on recherche la hauteur à laquelle se trouve la vessie, que l'on reconnaît aux plis transversaux du péritoine ou mieux à l'aide d'une sonde passée dans l'urèthre. On peut alors réunir les annexes le long de l'utérus et les enserrer avec lui dans la ligature élastique ; sinon, on attire alors les annexes d'un côté et on place deux longues pinces à ligaments larges, l'une près de la tumeur, l'autre au-dessous de l'ovaire et de la trompe, son extrémité touchant le bord utérin, et on coupe ce ligament entre les deux pinces ; on peut encore placer une double rangée de ligatures en chaînes, entre lesquelles on fera la section ; mais c'est plus long pour se débarrasser de la masse.

On fait la même manœuvre sur l'autre ligament large ; la tumeur se laisse soulever au-dessus du bassin et permet facilement d'appliquer sur le col le tube de caoutchouc du diamètre d'une sonde n° 18, fortement tendu et qui passe de chaque côté entre les deux pinces en faisant deux fois le tour du col, puis est noué à sa partie antérieure ; une pince solide maintient serrés les deux chefs.

Avant l'application du lien élastique, il faut vérifier si la vessie ne se fera pas prendre sous lui ; dans ce cas, il suffit d'inciser sur la tumeur le péritoine au-dessus du sommet vésical et de le séparer avec les doigts de la tumeur, en le rejetant sous le pubis.

Aussitôt l'hémostase ainsi assurée, on sectionne, à l'aide d'un fort bistouri, la masse utérine d'arrière en avant, en passant à 2 ou 3 centimètres au-dessus du caoutchouc, de façon à laisser un moignon saillant sur son pourtour, que l'on peut maintenir avec des pinces ; on se débarrasse ainsi rapidement en quelques minutes de la tumeur, on enlève les noyaux myomateux qui pourraient être restés dans le pédicule au-dessous de la section, on évide ainsi le centre de ce pédicule et le lien élastique se resserre à mesure que le moignon diminue de volume ; alors on fait les ligatures des ligaments larges à leur base, si elles n'ont été déjà faites.

C'est à ce moment, et d'après les indications que nous étudierons, que l'on doit choisir entre les deux méthodes de traitement du pédicule ; nous décrirons d'abord la méthode de Hégar, la plus ancienne et encore la plus généralement pratiquée.

α. — *Pédicule extra-péritonéal. Procédé de Hégar.*

Le pédicule une fois réduit à son minimum de volume, on vérifie si la ligature élastique est bien placée et suffisamment serrée ; dans le cas contraire, avant d'ôter le premier, on mettrait un autre lien de caoutchouc bien serré et permettant toujours d'amener le pédicule au dehors. Cette ligature définitive est fixée en serrant les deux chefs entrecroisés par un fil de soie forte, noué solidement.

Ce qui caractérise le procédé d'Hégar, c'est la suture du péritoine utérin au péritoine pariétal qui ferme complètement au niveau du moignon la cavité abdominale. Pour cela, le pédicule étant manié avec une pince de Museux, on fait une suture continue, soit au catgut, soit à la soie fine, immédiatement au-dessous

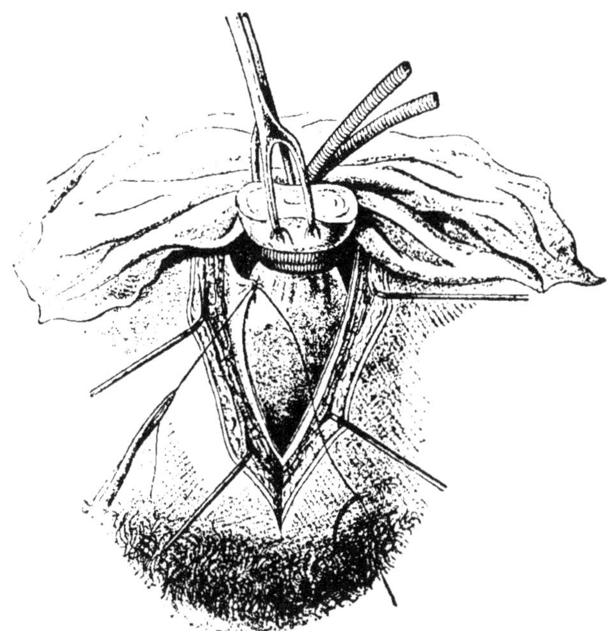

Fig. 23. — Suture des parois abdominales au niveau du pédicule dans l'hystérectomie supra-vaginale. — Méthode extrapéritonéale (Pozzi).

du lien de caoutchouc tout autour du pédicule, en soignant le rapprochement du péritoine pariétal du côté du pubis et surtout du côté de l'ombilic. Pour supporter le poids et les tractions du pédicule, et empêcher le tiraillement de cette suture circulaire, on le traverse avec deux broches en acier, croisées en X et passant immédiatement au-dessus du lien élastique, qu'elles empêchent aussi de glisser en haut. Les pointes de ces broches sont coupées aux cisailles, de façon à ne leur laisser qu'une longueur convenable.

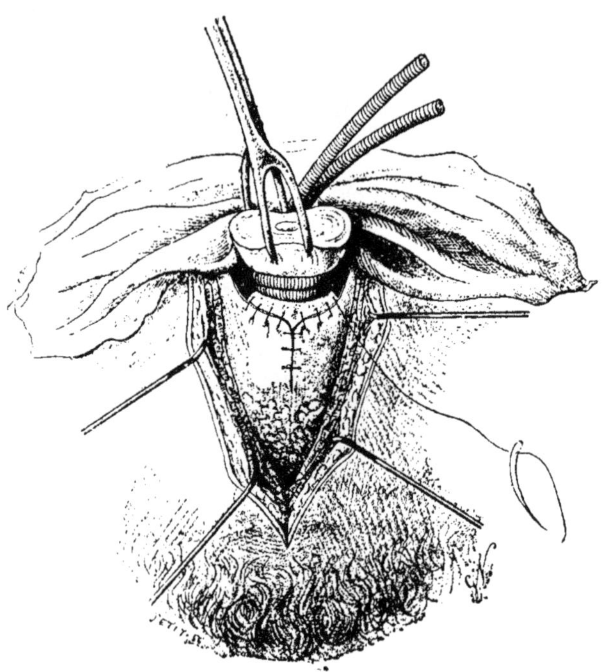

Fig. 24. — Suture du péritoine en collerette autour du pédicule utérin à sa partie inférieure (Pozzi).

Enfin, on fait la suture du reste de la plaie abdominale comme dans toute laparotomie, avec les trois plans de suture.

Il est très important de faire agir le thermo-cautère sur le moignon, surtout dans la cavité utérine, si elle été ouverte; on aseptise ainsi cette surface, et, en prolongeant cette action, on réduit beaucoup le volume.

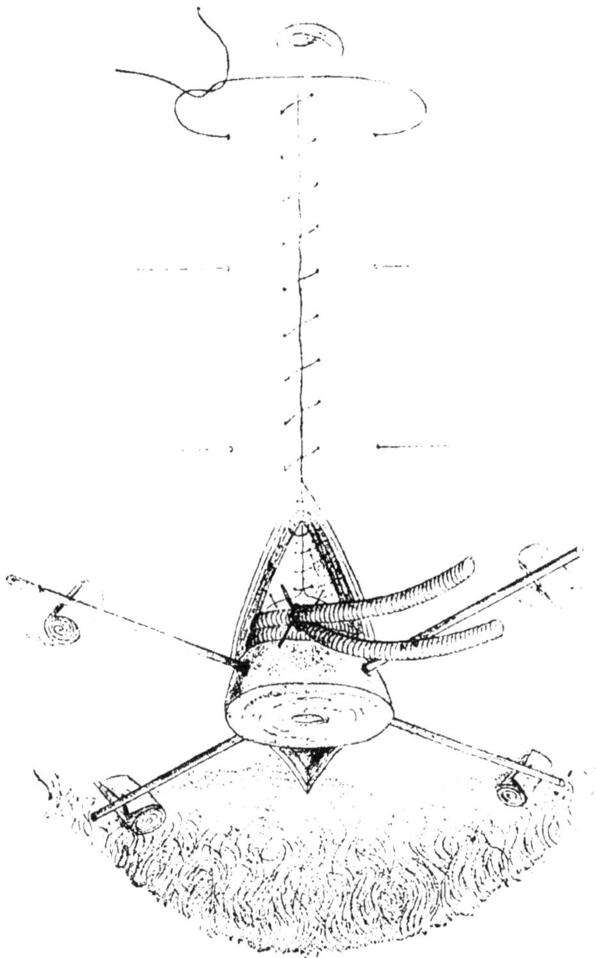

Fig. 25. — Suture du péritoine en collerette à la partie supérieure du pédicule utérin ; ligature élastique, et broches en place (Pozzi).

Le pansement du pédicule que fait maintenant Hegar

consiste dans l'application d'une poudre formée de

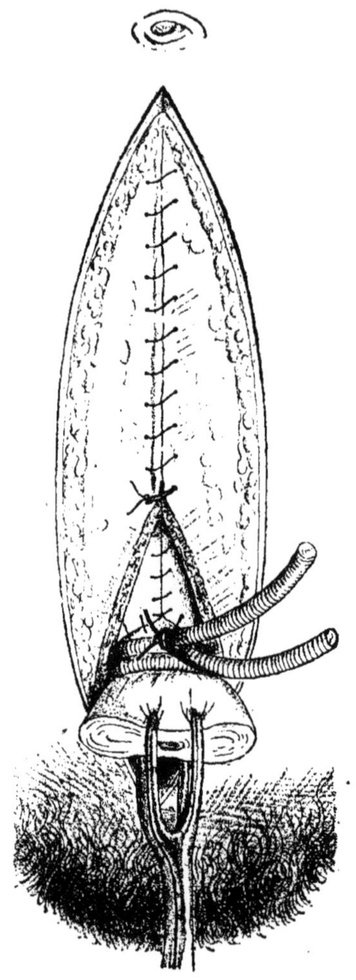

Fig. 26. — Suture continue des plans musculo-aponévrotiques des parois abdominales (Pozzi).

trois parties de tannin avec une partie d'acide salycilique ; Pozzi emploie la poudre d'iodoforme dans la proportion d'une partie pour cinq de tannin ; on peut aussi se servir avec avantage d'un mélange à parties égales de salol, d'iodoforme et de tannin. On répand cette poudre sur le moignon et surtout dans la gouttière qu'il forme avec la paroi abdominale.

On obtient ainsi, par la cautérisation et le tannin, une véritable momification du moignon étreint par le lien élastique, et les parties voisines restent absolument aseptiques et sans réaction inflammatoire.

Le reste du pansement se fait à la gaze iodoformée, dont on fait de petits tampons placés sous l'extrémité des broches, pour protéger la peau.

On ne touche plus au moignon avant six ou huit jours, pendant lesquels les adhérences se forment et se consolident à l'abri de tout tiraillement intempestif.

Il se fait un léger suintement à travers le pansement, que l'on renouvelle ensuite tous les quatre ou cinq jours, en ajoutant simplement un peu de poudre.

Vers le vingtième jour, le lien élastique a creusé profondément le sillon de séparation des parties momifiées, qui tombent avec les broches, ou du moins sont faciles à détacher à l'aide de quelques coups de ciseaux.

On enlève l'excès de poudre agglomérée dans le fond de cette plaie infundibuliforme, qui va bourgeonner et se combler en se rétrécissant ; c'est une plaie simple à panser régulièrement, qui met cependant un temps assez long à se fermer complètement, car il persiste souvent un petit trajet pendant plusieurs semaines.

β. — *Pédicule intra-péritonéal. Procédé de Schrœder.*

La tumeur ayant été enlevée à 2 ou 3 centimètres au-dessus du lien élastique, en ayant eu soin de garder de plus une collerette du péritoine de 1 centimètre, on en fait un évidement conoïde, de façon à former deux lambeaux pouvant s'adosser par leurs surfaces cruentées, que l'on va suturer. Il faut qu'on puisse les réunir sans tension trop forte, pour obtenir l'hémostase sans arrêter la nutrition du moignon.

Si on ouvre la cavité utérine pendant la section de la tumeur, il faut porter tous ses soins pour empêcher la muqueuse d'infecter les parties voisines; aussitôt, il faut plonger le thermo-cautère rougi aussi profondément que possible dans la cavité cervicale et, avec de petits tampons imprégnés de sublimé ou d'eau phéniquée forte, on enlève les mucosités et le sang de ce canal, en ayant soin de ne pas toucher à la surface vive ni au péritoine du pédicule. Il est même bon d'exciser assez bas cette muqueuse avec les ciseaux.

Si les lambeaux du moignon sont trop épais pour pouvoir être bien adossés, on peut en exciser des fragments coniques. On peut fermer le canal cervical par une courte suture; puis une suture en étages, au catgut, adosse les deux lambeaux; enfin, quelques fils de soie, passés d'avance et obliquement dans toute la profondeur de la plaie utérine (Hofmeier), sont serrés, un surjet au catgut unit les bords du péritoine, et on détache le lien élastique.

Le plus souvent, il ne se fait qu'un suintement sanguin insignifiant; mais l'écoulement est parfois abondant au niveau de chaque piqûre de la suture. Dans ce cas, on peut, comme le conseille Martin, faire une ligature totale du pédicule avec un fort fil de soie, ou

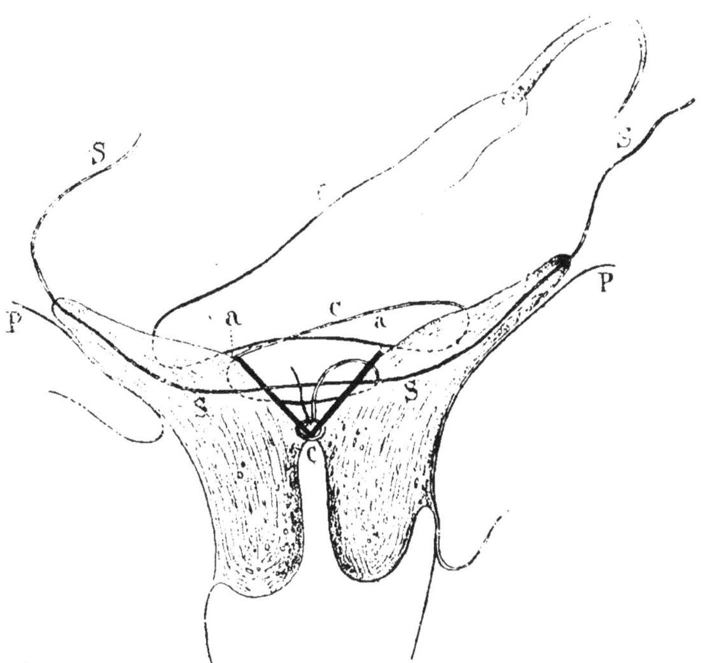

Fig. 27. — Suture du pédicule dans la méthode intra-péritonéale de Schrœder (Pozzi).

bien encore, comme Olshausen, laisser la ligature élastique et l'abandonner dans le péritoine, après avoir fait la toilette du pédicule et du péritoine; puis on ferme complètement la plaie abdominale.

Mais Martin avait constaté qu'en règle générale le moignon ainsi réduit était la source d'une forte transsudation, dont la résorption se fait difficilement et crée un véritable danger chez les sujets débilités, au cœur et aux reins dégénérés.

Pour éviter la stagnation de cette transsudation, Martin introduit, dans toute amputation supra-vaginale, un drain qui passe à travers le cul-de-sac de Douglas dans le vagin ; cette manœuvre se fait très facilement à l'aide du grand trocart courbe de Chassaignac poussé du cul-de-sac vaginal postérieur dans le cul-de-sac de Douglas. Ce drain, dont l'extrémité vaginale est entourée de gaze iodoformée, donne issue à des quantités considérables de liquide teinté de sang et souvent fétide. Vers le troisième ou quatrième jour, les femmes accusent une sensation pénible dans la région ombilicale ; il faut enlever alors ce drain prophylactique.

γ. — *Procédés dérivés de ces deux méthodes principales.*

Les deux méthodes que nous venons d'étudier, caractérisées par les deux procédés de Hégar et de Schrœder, présentent des imperfections, des dangers même, qui ont poussé les chirurgiens à les modifier plus ou moins profondément. Mais c'est surtout la méthode intra-péritonéale qui a été l'objet de recherches, en paraissant, il y a peu de temps encore, le but idéal de l'hystérectomie.

Aussi le nombre de ces modifications est-il devenu considérable, et on ne peut accorder le titre de méthode spéciale à chacune d'elles, sous peine d'arriver à une confusion complète. Ce ne sont, en somme, que des procédés dérivés des deux méthodes principales, et nous n'étudierons que les plus importants, encore plusieurs sont-ils déjà abandonnés.

Procédé d'Olshausen. Ligature élastique perdue. — Déjà Czerny et Kaltenbach avaient réduit les pédicules saignants avec le lien élastique, comme moyen d'hémostase de nécessité ; mais Olshausen (1884) appliqua et préconisa ce moyen comme procédé de choix ; en France, Richelot et Terrillon (1890) pratiquèrent la ligature élastique perdue avec 11 pour 100 environ d'insuccès. Mais au dernier congrès de chirurgie, Richelot a déclaré avoir abandonné ce procédé.

Procédé de Zweifel. Ligatures partielles juxtaposées. — Avec une aiguille de Reverdin on fait une série

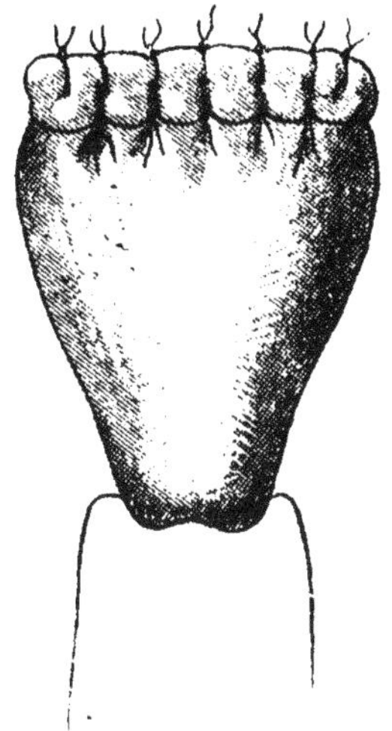

Fig. 28. — Ligature du pédicule par le procédé de Zweifel (Pozzi).

de ligatures en chaîne à travers le haut du moignon,

dont les deux petits lambeaux musculo-séreux sont rabattus sur la tranche utérine et suturés à points séparés; les ligaments larges ont été traités comme de coutume; on rentre le tout et on suture toute la paroi abdominale. Malgré les beaux résultats (22 succès consécutifs) obtenus par son auteur, ce procédé ne s'est pas répandu.

Procédé de Kocher et de Léopold. Ligature perdue à la soie. — En 1890, Kocher avait publié d'intéressants résultats obtenus à l'aide d'un procédé dans lequel il se contentait de lier transversalement le pédicule à la soie.

Léopold (1) reprit ce procédé et le modifia; après avoir lié les ligaments larges, il place un lien élastique provisoire sur le col et taille deux lambeaux convexes en haut, en avant et en arrière de la tumeur qu'il excise. Il réduit au minimum le volume du moignon en l'évidant, il le cautérise surtout dans le canal cervical, si celui-ci est ouvert: alors, il transperce le moignon avec une aiguille chargée d'un fil double, en ayant bien soin de *passer sur le côté du canal cervical*, et il fait avec chaque moitié du fil la ligature transversale de chaque moitié du pédicule; les fils sont coupés au ras.

Il fait soulever le pédicule et fait la ligature de l'artère utérine près du col avec une aiguille courbe; puis il fait la suture des deux lambeaux séreux par-dessus le moignon, en ayant soin de rabattre les bords l'un contre l'autre comme dans une suture de Lembert.

(1) Léopold, *Arch. f. Gynæk.*, n° 1, p. 181. 1892.

Il enlève alors la ligature élastique provisoire et il examine quelques instants l'état du pédicule ainsi débarrassé. Les fils des sutures superficielles sont coupés et le pédicule réduit. La plaie abdominale est suturée en totalité.

Kocher avait montré la supériorité de la ligature transversale à la soie sur le procédé au catgut de Schrœder, avec lequel il vit mourir une malade d'hémorrhagie tardive; et, de plus, il avait indiqué que la nutrition du moignon est moins menacée, avec la ligature à la soie qu'avec la ligature élastique, qui détermine trop souvent le sphacèle des parties en contact avec la cavité cervicale contenant des agents infectieux.

D'après Kocher, ce qui explique qu'on puisse, sans crainte du sphacèle du pédicule, laisser le fil de soie, c'est que celui-ci encoche les tissus superficiels et dégage ainsi les tissus plus profonds. On sait que, dans les hernies de l'épiploon, on peut lier avec un fil de soie très énergiquement, sans que l'extrémité liée se sphacèle. Mais, si l'on fait la ligature avec un lien large qui ne coupe pas les couches superficielles, le pédicule se mortifie.

Il y a un autre avantage de la ligature transversale à la soie: on a besoin d'un bien moins grand nombre de sutures terminales que dans le procédé de Schrœder, qui reconnaît lui-même que, dans certains cas, cinquante sutures sont nécessaires.

Enfin, le grand avantage de la ligature définitive, c'est le maintien de la fermeture du canal cervical, au moins pendant les premiers jours, où l'infection venant du canal est la principale cause de septicémie.

Dans 11 cas où Léopold a appliqué son procédé, il a eu 11 succès dans des cas difficiles.

Au congrès de chirurgie de 1893, Richelot, qui avait pratiqué la ligature élastique perdue avec succès, a déclaré qu'il employait désormais la ligature à la soie et recouvrait le moignon avec des lambeaux péritonéaux, à la façon de Chroback; sur 21 opérations, il a eu 2 morts, dont l'une de septicémie développée dans la paroi abdominale, le pédicule restant intact; cet accident est donc imputable à la laparotomie en général; sur les dix-neuf malades qui ont survécu, il y a eu un seul cas de suppuration sous-péritonéale, la collection fut ouverte et la malade guérit.

Procédé de Chroback. Traitement rétro-péritonéal du pédicule. — Chroback (1) attache une importance extrême à l'exacte désinfection du col et du vagin et à la formation de deux grands lambeaux péritonéaux évitant la tension des sutures et ayant des dimensions différentes.

L'incision abdominale étant faite et la tumeur sortie du ventre, on traite les ligaments larges et on fait sur la tumeur une incision permettant de détacher les lambeaux péritonéaux, dont l'antérieur doit être beaucoup plus grand que l'autre; ils descendent tous deux près de la voûte du vagin.

On lie les deux artères utérines ou bien on place un lien élastique, puis on coupe le col à un centimètre au-dessus du vagin.

(1) Chroback, Traitement rétro-péritonéal du pédicule utérin, *Centralbl. f. Gynæk.*, 29 août 1891.

On fait alors une cautérisation énergique du canal cervical au thermo-cautère. Pour cela, on introduit dans le vagin une pince portant un manchon en bois ou en caoutchouc qui reçoit la portion vaginale du col, et on peut laisser alors le thermo-cautère assez longtemps pour qu'il se forme un canal assez large pour laisser passer une mèche de gaze iodoformée; puis la surface de section est cautérisée et, si le pédicule saigne encore, il est traité par quelques ligatures d'avant en arrière sur chaque paroi séparément pour laisser le col ouvert. On introduit alors la mèche de gaze iodoformée dans ce canal cervical.

On réunit, par-dessus le tout, le péritoine du bassin; mais, comme les lambeaux sont d'inégale longueur, la section du pédicule est recouverte de péritoine, la ligne de suture ne coïncidant pas avec la suture musculaire du moignon, disposition qui s'oppose mieux au passage des liquides dans la cavité péritonéale; d'ailleurs, ces liquides peuvent s'évacuer par le canal cervical dans le vagin.

Ce procédé n'est, en somme, qu'un dérivé de celui de Schrœder; ce qui le caractérise, c'est la suture excentrique du péritoine par rapport au canal cervical et le drainage par le canal cervical.

Dans 18 cas, Chroback (1) a eu 17 guérisons et une mort par septicémie, et il dit que, comparé à l'extirpation totale, ce procédé gagne un tiers du temps, mais qu'il est lui-même d'une application très difficile.

Après avoir vu opérer Chroback, le professeur Albert (2), de Vienne, imagina une modification de sa

(1) Chroback, *Centralbl. f. Gynæk.*, 20 mai 1893.
(2) Albert, *Wien med. Pres.*, 11 et 18 octobre 1891.

technique. Au lieu de suturer les bords des deux lambeaux péritonéaux, il passe ces lambeaux l'un par-dessus l'autre : l'antérieur, par exemple, est appliqué sur la tranche du moignon et suturé dans cette position ; puis le lambeau postérieur est rabattu sur le premier et suturé à la partie antérieure du pédicule. Ce procédé n'est pas rationnel, car il ne met pas en contact les surfaces séreuses, mais bien une surface séreuse et une surface cruentée. La première application fut un insuccès.

Nous citerons encore les procédés suivants, qui relèvent à la fois des deux méthodes intra et extra-péritonéales, et qui ont un peu perdu de leur intérêt actuellement.

Procédé de Wölfler-Hacker. Pédicule intra-pariétal. — Ce procédé porte les noms de deux élèves de Bill-

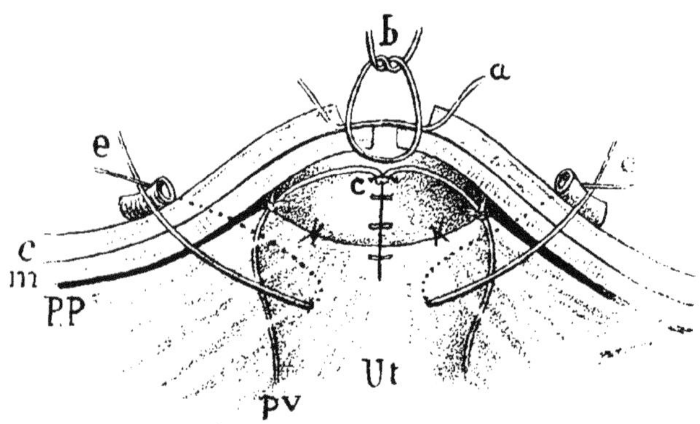

Fig. 29. — Traitement du pédicule par le procédé de Wölfler-Hacker (Pozzi).

roths ; von Hacker en eut le premier l'idée et c'est Wölfler qui le mit à exécution en 1884.

Le pédicule est façonné avec le mode de suture de Schrœder; mais, au lieu de le réduire dans le ventre, on maintient le moignon en passant près de son bord, à droite et à gauche, un fil qui traverse la paroi abdominale de chaque côté, en dehors du bord de la plaie; ces anses de fil sont nouées sur des bourdonnets iodoformés et soulèvent ainsi la coupe du pédicule entre les lèvres de la plaie abdominale; le péritoine est suturé autour de ce moignon et toute la plaie abdominale est fermée si ce n'est à son niveau, où passe une bandelette de gaze iodoformée allant jusqu'au pédicule et servant de drain.

Ce procédé a donné de nombreuses guérisons; il peut être utile dans le cas de pédicule saignant ou menacé de septicémie, mais il laisse une fistule retardant la guérison, et surtout un point faible dans la paroi abdominale.

Sänger a proposé une modification à ce procédé : il attire de chaque côté un pli du péritoine pariétal de la paroi abdominale, derrière la face postérieure du pédicule, et il réunit ces deux plis par une suture au-dessus du moignon, qui se trouve ainsi isolé du reste de la cavité péritonéale.

La ligature élastique définitive entraîne presque fatalement le sphacèle du moignon; Chénieux, de Limoges (1), pratique la ligature isolée de chaque vaisseau sur la section du pédicule. Mais la prise de la pince se fait parfois difficilement, et surtout la ligature glisse sur le tissu utérin; pour éviter ces inconvénients, Chaput (2) applique d'abord sur la cir-

(1) Chénieux, *Congrès franç. chir.*, 1891.
(2) Chaput, *Ibid.*, 1893.

conférence du moignon une couronne de pinces en cœur, munies de griffes, il desserre le caoutchouc, puis il enlève une à une chaque pince, et il ne lie que s'il y a un jet de sang; pour lier, il donne un coup de ciseaux de chaque côté de la pince, pour isoler la partie pincée, et la ligature tient bien. Les vaisseaux saignants au centre du moignon sont isolés dans une incision quadrilatère, profonde d'un centimètre, et le prisme ainsi obtenu est pincé et lié. On désinfecte la cavité utérine et la surface du moignon à la teinture d'iode.

Le dernier temps de l'opération consiste à fixer le pédicule derrière la paroi abdominale, au moyen d'un fil qui les traverse tous deux.

Une mèche de gaze iodoformée allant jusqu'au moignon tient lieu de drain. Dans 4 cas, Chaput a eu 4 succès.

Enfin, nous citerons encore les procédés de Meinert et de Byford, qui, pour mettre le pédicule hors de la cavité péritonéale et éviter l'infection de celle-ci, ont fait passer le moignon dans le vagin, le premier à travers le cul-de-sac de Douglas incisé, l'autre dans le cul-de-sac vaginal antérieur, en détachant la vessie; ce dernier n'aurait eu qu'une mort sur 20 opérations.

B. — *HYSTÉRECTOMIE ABDOMINO-VAGINALE.*

Le nombre seul de ces procédés variés que nous venons d'étudier indique bien qu'aucun d'eux n'a réalisé une sécurité absolue; si le traitement intrapéritonéal simplifie l'opération et ses suites, différents accidents graves, trop souvent mortels, inspirent une crainte réelle de rentrer ainsi le pédicule sans garantie contre l'hémorrhagie, la septicémie, la péritonite; d'autre part, le traitement extra-péritonéal est long, l'élimination du moignon peut être retardée et laisser une fistule; cette suppuration est une menace continuelle d'accidents; enfin, la fixation à l'extérieur n'est pas toujours possible avec un pédicule court; et cependant, comme nous le verrons, c'est encore la méthode la plus sûre des deux. Aussi bien a-t-on cherché à résoudre ce problème du traitement du pédicule en supprimant complètement le col et en pratiquant l'hystérectomie totale.

D'ailleurs, lorsque la tumeur a envahi ou s'est développée dans le segment inférieur, le moignon court et volumineux se présente dans de mauvaises conditions qui compromettent le résultat de l'une ou de l'autre méthodes conservatrices; dans ce cas, il est préférable de supprimer un tel pédicule.

Nous étudierons d'abord l'*hystérectomie abdomino-vaginale*. On pratique l'hystérectomie abdominale supra-vaginale, puis on opère par le vagin pour faire l'ablation du col. Péan (1) aurait exécuté ce procédé dès 1868 pour une grosse tumeur fibro-kystique; actuellement, il a simplifié sa technique: il attire la tumeur hors de l'abdomen, place un lien de caoutchouc au-dessous de la tumeur ou le plus bas possible sur le col, fixe ce lien avec une pince et résèque la tumeur.

Il dégage alors la vessie et le rectum, et place soit au-dessus, soit au-dessous du lien de caoutchouc, un fil métallique tordu avec un ligateur spécial qui le

(1) Péan, *Bull. Acad. méd.*, 7 juin 1892.

rompt à un centimètre de longueur. Puis il réduit le moignon et ferme la paroi abdominale.

Il pratique enfin l'extirpation de ce moignon par la voie vaginale, comme pour les petites tumeurs utérines. Tel est le procédé qu'il préconise toutes les fois qu'il s'agit d'une grosse tumeur fibreuse de l'utérus.

A. Martin, qui pratiquait aussi souvent que possible l'énucléation des myomes, applique depuis **1889**, dans les autres cas, l'hystérectomie totale par les voies abdominale et vaginale combinées ; il lie les ligaments larges en étages, à la manière de Freund ; puis, le col évidé, le faisceau de fils, dont le nombre peut aller jusqu'à vingt-cinq ou trente (1), est passé dans le vagin ; le péritoine pelvien est alors soigneusement fermé et la plaie abdominale suturée.

Le Bec, de Paris (2), pratique aussi l'hystérectomie laparo-vaginale ; après avoir lié les vaisseaux utéro-ovariens avec grand soin, il place le tube élastique sur le col et il détache la tumeur, sans fermer la paroi abdominale ; puis le col est enlevé comme dans l'hystérectomie vaginale ordinaire. Le Bec conseille, avant de placer les longues pinces sur les ligaments larges, de mettre une main dans le ventre, pour guider les pinces et vérifier la prise des ligaments, sans intestin ni uretère. Ce chirurgien ne donne pas ses résultats, mais Péan a déclaré au dernier congrès de chirurgie que 50 fibromes volumineux opérés par son procédé lui ont donné seulement 2 pour 100 de mortalité. L'hystérectomie supra-vaginale ayant encore

(1) Doyen *Arch. prov. de Chir.*, décembre 1892.

(2) Le Bec *Congrès franç. chir.*, 1893.

entre ses mains 10 pour 100 d'insuccès. Mais Routier (1) a eu, sur 6 opérées, 3 morts d'hémorrhagies.

Il y a de graves défauts à ce procédé : d'abord, la longueur de l'opération est augmentée par l'intervention vaginale surajoutée ; puis cette seconde intervention comporte avec elle des dangers. l'infection et surtout l'hémorrhagie. dans quelques cas les pinces ayant lâché immédiatement, ou l'écoulement s'étant fait le deuxième jour, au moment de leur ablation.

C. — *HYSTÉRECTOMIE ABDOMINALE TOTALE.*

Aussi bien l'*hystérectomie abdominale totale*, proposée et pratiquée par Bardenheuer (2) en 1882 avec 6 succès sur 7 opérations, se présente-t-elle de nouveau comme le but idéal de l'intervention pour les gros fibromes, et déjà plusieurs procédés, marquant cette tendance, ont donné des résultats très heureux. Nous décrirons les trois procédés suivants : celui de Polk, de New-York (3), celui de Chroback et celui de Doyen.

Procédé de Polk. — La préparation de la malade est la même que pour les opérations ordinaires, avec nettoyage de la surface de l'abdomen, du périnée, du vagin et du canal cervical ; on fait l'incision sur la ligne blanche, la tumeur est sortie hors du ventre. Les vaisseaux ovariens sont liés en dehors et une pince

(1) **Routier**, *Congrès franç. chir.*, 1893.

(2) **Bardenheuer**, *Centralbl. f. Chir.*, 1882.

(3) **Polk, de New-York**, *Amer. Journ. Obst.*, 1892, p. 726.

est appliquée près de l'utérus, pour empêcher le flot de sang en retour ; les ligaments ronds sont liés de même, puis les ligaments larges sont sectionnés entre les ligatures et les pinces jusqu'à leur base.

Si la tumeur est grosse et lourde, on place une ligature élastique aussi bas que possible et on sectionne ce qui est au-dessus.

On procède alors à la ligature des artères utérines : attirant la tumeur jusqu'à la symphyse et enfonçant un doigt le long du col, entre les plis de la base du ligament large, on pince l'artère utérine entre deux doigts, on la soulève et on passe une aiguille courbe, puis on lie. On fait la même chose de l'autre côté.

On détache alors l'utérus du vagin : commençant en avant, à un pouce au-dessus du repli vésico-utérin, on incise tout autour de la masse et on rabat le péritoine jusqu'au point de jonction avec la voûte du vagin, on sectionne celle-ci en pinçant à mesure les points saignants, on libère ainsi complètement le col. On lie ce qui saigne, puis on passe quatre sutures au catgut, l'une dans la paroi antérieure du vagin, l'autre dans la paroi postérieure, les deux autres de chaque côté, de façon à réunir le péritoine à chaque section de la paroi vaginale. Les bouts de ces sutures sont noués ensemble et introduits ainsi dans le vagin, où le nœud commun est saisi par une pince et attiré en bas, renversant et adossant ainsi le péritoine.

Puis le vagin est lavé et tamponné à la gaze iodoformée ; quelquefois, un drain de verre est introduit dans le cul-de-sac de Douglas. On ferme alors la plaie abdominale.

Polk a fait 18 ablations totales pour fibromes par

ce procédé, avec 2 morts; avec la méthode extra-péritonéale, il avait eu 2 morts sur 11 opérations.

Procédé de R. Chroback (1). — Après une désinfection rigoureuse, pratiquée la veille de l'opération, avec injection vaginale au sublimé, frictions énergiques du col à l'aide de tampons d'ouate trempés dans de l'alcool au sublimé à 1 pour 100, introduction d'un bâtonnet d'iodoforme dans la cavité utérine et tamponnement à la gaze iodoformée, l'opération est ainsi pratiquée : incision sur la ligne blanche, la tumeur est attirée hors du ventre et les ligaments larges sont liés, puis sectionnés jusqu'au bord de l'utérus. On pratique une incision en avant et en arrière sur l'utérus, de façon à tailler deux lambeaux péritonéaux que l'on détache à l'aide des doigts avec la vessie en avant et le rectum en arrière ; il ne doit pas y avoir de tension dans la suture du péritoine.

On place alors la ligature élastique, on enlève la tumeur au-dessus, et aussitôt on fait une cautérisation profonde du pédicule et de la cavité cervicale.

Pour faire disparaître la difficulté résidant dans l'ouverture de la voûte du vagin, Chroback incisait autrefois sur le doigt d'un assistant ou sur le bout d'une sonde utérine ; il se sert maintenant d'un instrument particulier, forte sonde flexible portant à son extrémité une fourche, sorte de sonde creuse qui, une fois le tamponnement vaginal retiré, est introduite dans le vagin par un assistant contre la face postérieure du col.

On saisit alors avec une pince à griffes la voûte du

(1) Chroback, *Centralbl. f. Gynæk.*, 28 février 1891 et 20 mai 1893.

vagin, repoussée et déjà dépouillée de sa séreuse, et on fait l'incision au bistouri sur la fourche, très facilement et largement, pour n'avoir pas de peine à la retrouver.

On introduit par cette ouverture un doigt dans le vagin, sur lequel on coupe aux ciseaux, en faisant attention d'avoir un grand lambeau de ligament et même un peu de tissu utérin ; on pince l'artère utérine au passage et les autres gros vaisseaux, et l'on fait ainsi l'ouverture de la voûte antérieure du vagin.

On introduit alors par la large plaie vaginale une mèche de gaze stérilisée, à l'aide d'une longue pince ; puis le péritoine du bassin est suturé en commençant par un des côtés, avec des points séro-séreux sur le bord des lambeaux, recouvrant de séreuse les ligatures et refermant toutes les fentes pouvant se trouver au niveau des ligaments.

On fait la toilette du petit bassin, on y ramène l'intestin grêle, enfin on pratique la suture de la plaie abdominale à trois étages et on met un léger tampon de gaze iodoformée à l'entrée du vagin. Pansement compressif ordinaire.

Pour Chroback, la condition nécessaire pour l'ablation totale est de pouvoir faire une désinfection complète et suffisante du col et du vagin, sans quoi il faut appliquer son procédé de traitement rétro-péritonéal ; mais il n'admet pas la combinaison des voies abdominale et vaginale.

Sur 45 opérations abdominales pour fibromes, Chroback a appliqué 20 fois l'hystérectomie totale, presque toujours dans des cas difficiles et même très difficiles, dit-il ; dans un seul cas, il fit prendre la position inclinée de Trendelenburg. La durée des opérations varia entre une heure et deux heures, une fois deux heures et demie. Ces 20 opérations ont donné 20 succès.

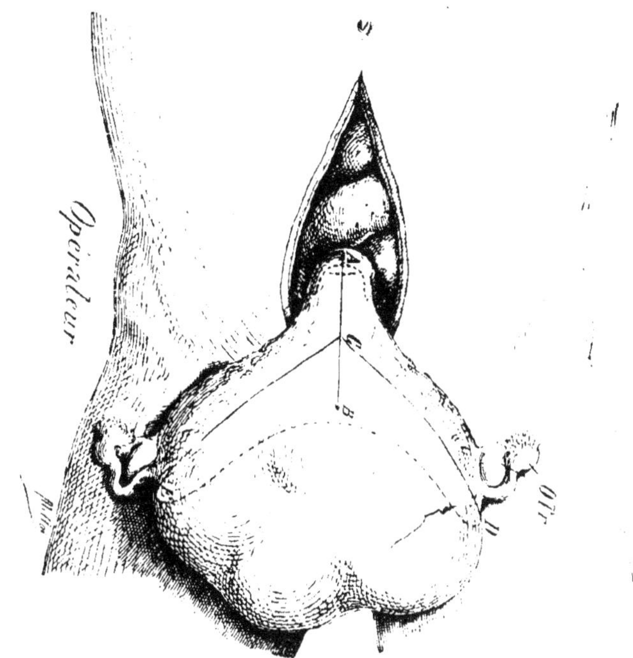

Fig. 30. — Hystérectomie abdominale par le procédé de Doyen. Tracé de la section du péritoine à la surface de la tumeur (Doyen).

Malgré ce résultat, Chroback reconnaît que son procédé a deux défauts : la longueur et la difficulté.

Procédé de Doyen. — Se basant sur la topographie exacte des vaisseaux les plus importants, Doyen (1),

(1) Doyen, *Congrès de Bruxelles*, 1892, et *Arch. prov. de Chir.*, déc. 1892.

a simplifié autant que possible l'hémostase à l'aide de la technique suivante :

La malade, ayant été préparée comme pour toute laparotomie, est couchée sur le dos, les jambes éten-

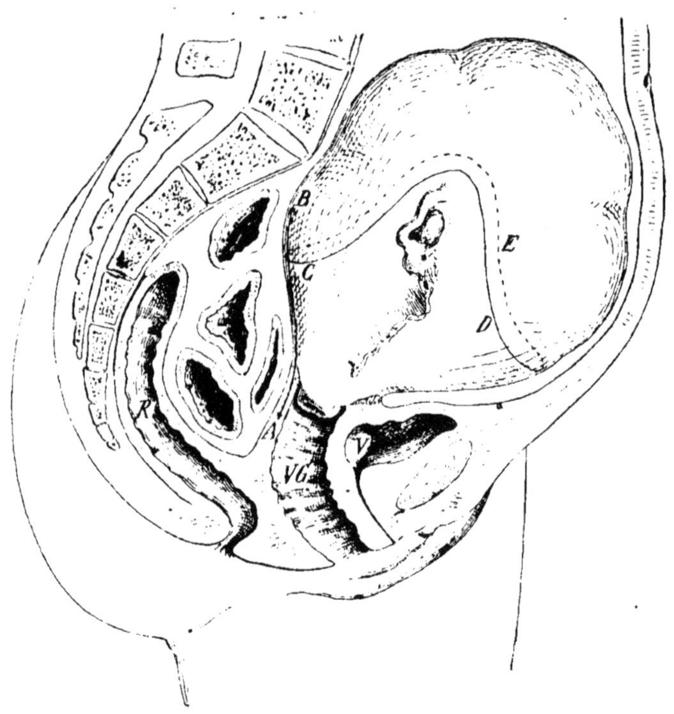

Fig. 31. — Tracé de l'incision au niveau des annexes (Doyen).

dues dans les gouttières de l'hystérectomie vaginale. Le col et le vagin sont lavés, immédiatement avant l'opération, à l'eau chaude et au savon, avec une brosse spéciale, puis une injection au sublimé est faite en dernier lieu.

L'abdomen étant ouvert sur la ligne médiane, la

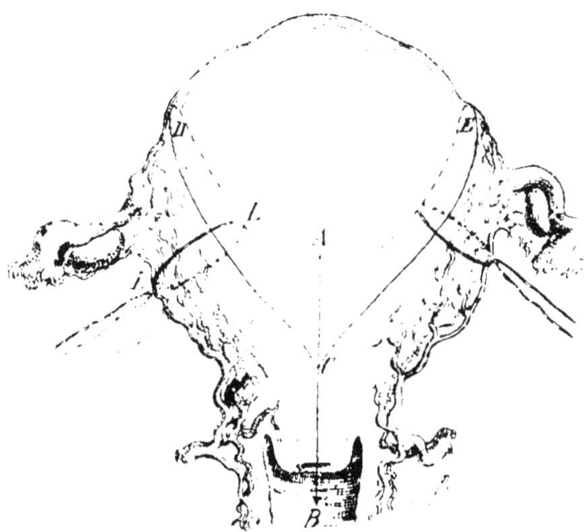

Fig. 32. — Schéma de la vascularisation de la tumeur ; de chaque côté, arcades vasculaires vagino-utéro-ovariennes (Doyen).

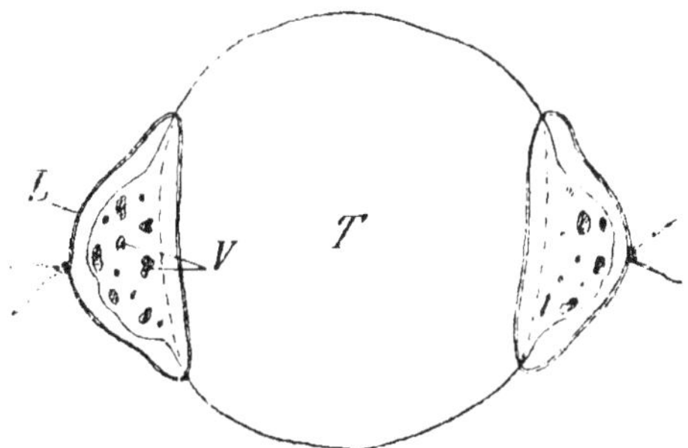

Fig. 33. — Section de la tumeur passant au niveau des ligatures (Doyen).

tumeur est sortie du ventre et rabattue en avant sur

le pubis recouvert de serviettes stérilisées, le péritoine est incisé d'un seul coup et profondément depuis le fond du cul-de-sac de Douglas ainsi tendu jusque sur le sommet de la tumeur.

Pour pénétrer facilement et sûrement dans le vagin,

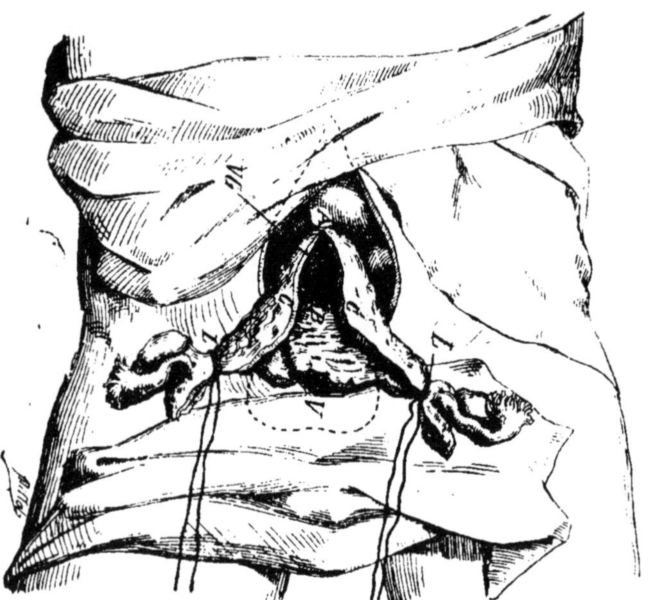

Fig. 34. — Décortication sous-péritonéale de la tumeur achevée ; application des ligatures sur les pédicules vasculaires (Doyen).

un aide enfonce par la vulve une longue pince dans le cul-de-sac postérieur et fait saillir la voûte du vagin, qui est incisée dans toute son épaisseur jusqu'à sa jonction avec l'utérus. Aussitôt on trace avec un bistouri une incision qui décrit à la surface de la tumeur une raquette partant de la section longitudinale postérieure, remonte latéralement au-dessus des annexes et en avant très haut au-dessus de la vessie, puis décrit un trajet symétrique sur le côté opposé.

Faisant alors tenir entre les doigts de l'aide le ligament large gauche, l'opérateur le détache rapidement

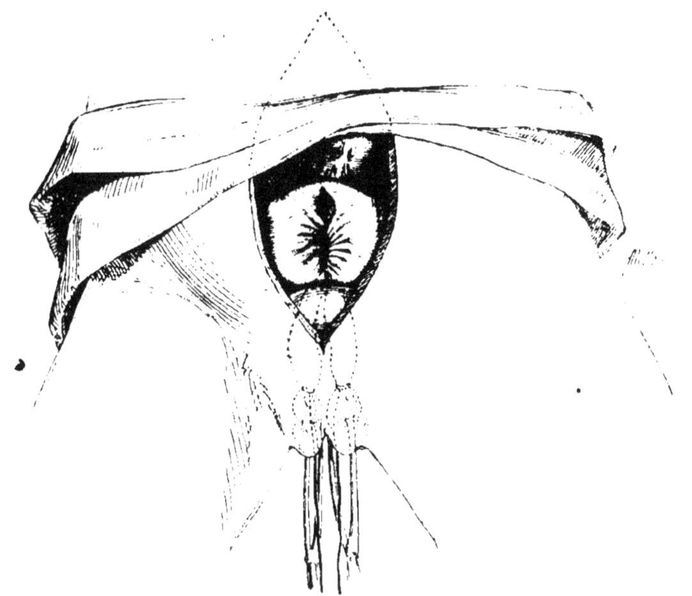

Fig. 35. — Les pédicules latéraux sont passés par le vagin (Doyen).

de l'utérus avec les doigts, les ciseaux ou le bistouri, en empiétant légèrement sur le tissu utérin. Une ligature jetée au-dessous des annexes suffit d'ordinaire pour assurer l'hémostase. Puis la séreuse est alors rapidement décollée de la même façon des faces antérieure et postérieure de la tumeur, et le deuxième ligament large est à son tour détaché et lié.

Il est alors aisé, en rasant le tissu utérin, de détacher d'un seul coup, en complétant la décortication sous-péritonéale, la totalité de la tumeur, y compris le col, visible par l'incision du cul-de-sac postérieur.

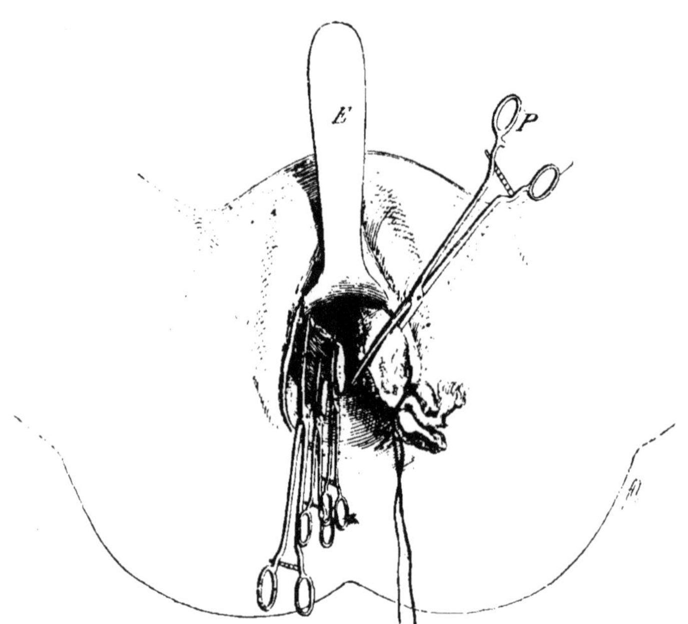

Fig. 36. — Application des pinces à demeure sur les pédicules latéraux (Doyen).

C'est à peine s'il est nécessaire de lier isolément une ou deux artérioles au voisinage du col.

A ce moment, les fils qui assurent l'hémostase des pédicules latéraux sont passés dans le vagin, ainsi que la vaste collerette péritonéale qui entourait la tumeur. Le ventre est momentanément fermé à l'aide de trois ou quatre pinces à griffes émoussées et l'hémostase définitive des ligaments larges est pratiquée à l'aide de deux pinces à mors élastiques placées à la vulve. On fait alors la toilette du péritoine, on tamponne le vagin, en plaçant au besoin au-dessous du tampon de

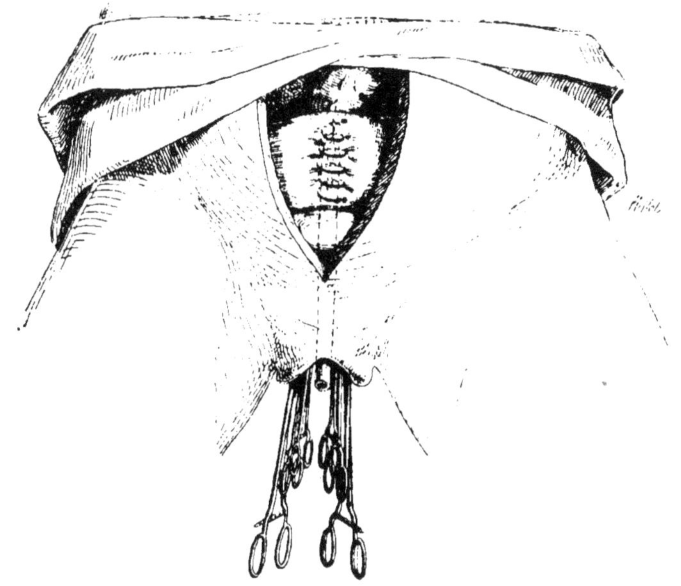

Fig. 37. — Suture du péritoine pelvien, soit par un surjet antéro-postérieur, soit par une ligature en bourse (Doyen).

gaze un double drain, et l'on ferme en surjet ou en bourse le péritoine pelvien.

Une des particularités de ce procédé est l'*absence d'hémostase préventive ;* les ligaments larges sont détachés avant de rien pincer, de rien lier, et, en agissant ainsi, le manuel opératoire est accéléré au point que. habituellement, en six ou dix minutes la tumeur est enlevée.

Il n'est utile de la morceler que dans le cas où elle est très adhérente et où l'impossibilité de la rabattre sur le pubis rend difficile l'accès du cul-de-sac de Douglas, qui ne peut alors être ouvert que plus tard ; enfin, ce procédé est applicable à toutes les tumeurs utérines et tout particulièrement pour celles assez nombreuses dont les attaches profondes empêchent l'emploi du fil élastique pour l'hémostase temporaire.

Doyen a pratiqué le traitement extra-péritonéal dans 29 cas, avec 3 morts, soit 10.4 pour 100 ; sur les 25 premières opérations, il n'avait eu qu'un insuccès par accidents cardiaques, lorsque, par brièveté du pédicule, il perdit coup sur coup deux malades ; il tenta alors de réduire le pédicule dans le ventre : sa malade mourut. C'est depuis ces échecs successifs par les autres procédés qu'il appliqua sa technique qui vient de lui donner 13 succès opératoires successifs ; ce n'est qu'au quatorzième jour qu'une malade mourut de bronchopneumonie grippale.

A. Reverdin, de Genève, préconise aussi l'hystérectomie abdominale totale ; comme le poids, les adhérences de la tumeur, son enclavement dans le petit bassin, peuvent créer de sérieuses difficultés que l'aide chargé d'attirer la tumeur au dehors a souvent de la peine à vaincre, A. Reverdin a cherché à faciliter la traction à l'aide d'un appareil spécial, composé de moufles accrochées au plafond et se terminant par deux chaînettes qui s'attachent à une sorte de pince-forceps armée de trois fortes griffes. La tumeur est ainsi prise aussi bas que possible suivant un de ses grands diamètres. L'aide pratique l'élévation de la masse et bientôt les ligaments larges se détachent facilement, le col se laisse élever davantage et arrive sous la main. On dégage soigneusement la vessie en avant, puis on sectionne les attaches du vagin en pinçant à mesure ses bords. Enfin, on traite la plaie du plancher du bassin. Dans deux cas de gros fibromes, A. Reverdin (1) a eu deux succès.

4° Fibro-myomes intra-ligamentaires ou pelviens. — Lorsque la tumeur s'est développée sous le péritoine, dans le tissu cellulaire du petit bassin, elle s'insinue le plus souvent dans l'un des ligaments larges, dont elle dédouble les feuillets immédiatement au-dessus du plancher pelvien; rarement elle siège entre la vessie et l'utérus, sous le repli vésico-utérin, plus rarement encore sous le cul-de-sac de Douglas, dédoublant alors la cloison recto-vaginale.

Ce qui caractérise cette variété de tumeurs, ce sont leurs rapports immédiats avec les autres organes du petit bassin, et surtout leur situation profonde ne permettant pas de les soulever pour les isoler et appliquer la ligature élastique provisoire pour serrer leur pédicule utérin, souvent très vasculaire.

Leur siège et leur volume étant variables, l'intervention sera nécessairement différente selon les cas.

D'abord, tous les myomes de petit volume, allant même jusqu'à remplir le petit bassin, mais n'atteignant pas le volume d'une tête de fœtus, seront attaqués par le vagin au niveau du cul-de-sac correspon-

(1) A. Reverdin, *Arch. prov. de Chir.*, octobre 1892. *Congrès franç. chir.* in *Sem. méd.*, 1893.

dant, et souvent on sera entraîné à pratiquer l'hystérectomie totale pendant le morcellement que nécessitent les plus grosses masses pelviennes. Pendant ces interventions, ordinairement très laborieuses, il faudra toujours se mettre en garde contre la blessure des uretères, de la vessie ou du rectum, selon la région où l'on agit, en les mettant à l'abri sous de longs et larges écarteurs.

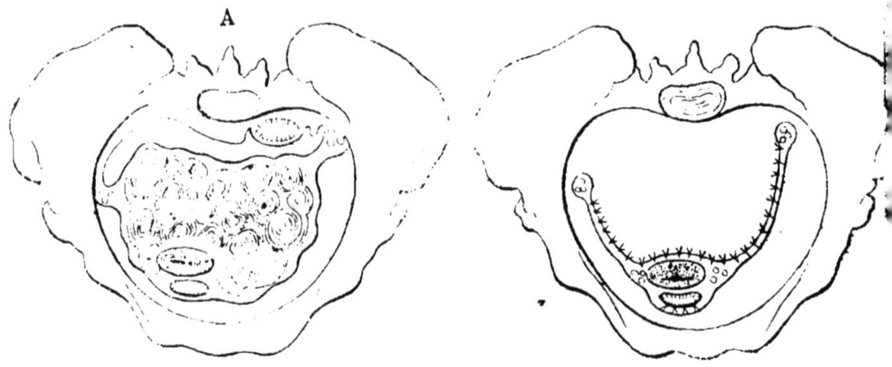

Fig. 38. — A. Corps fibreux intra-ligamentaire. Coupe horizontale. — B. Suture de la poche après énucléation (Pozzi).

Mais si le volume et surtout le siège, devenu en grande partie abdominal, constituent une contre-indication pour l'intervention par la voie vaginale, il faut aborder la tumeur par l'abdomen et s'attendre alors à une opération des plus difficiles. « Seul le chirurgien habile, dit Martin, osera s'attaquer à ces sortes de tumeurs. » Il ne faut pas espérer, en effet, que la castration, même quand elle est facile, soit un moyen efficace d'arrêter la marche et les symptômes de compression de ces myomes, car ils se sont séparés de la paroi utérine, ils se sont énucléés et la ménopause artificielle n'a plus assez d'action sur ces néoplasmes; la castration peut même être une source de dangers par la congestion dont elle est suivie et qui entraîne une augmentation de volume de la tumeur.

Si on se résout à intervenir, il faut donc faire l'ablation.

Il est exceptionnel qu'on puisse placer une ligature élastique provisoire sur une partie plus ou moins saillante de la tumeur; d'ailleurs, cette partie n'est pas redoutable au point de vue de l'hémorrhagie, c'est la partie profonde pelvienne qu'il faut sortir de son lit par des manœuvres difficiles de décortication.

Pour cela, il faut inciser d'avant en arrière la capsule péritonéale sur la partie saillante, en sacrifiant, dès le début, les annexes de ce côté, s'il en est besoin. Les lèvres de cette incision sont soulevées par une série de pinces, et aussitôt, la tumeur étant saisie avec de fortes pinces dentées pour mieux la manier et la tirer, les ciseaux mousses glissent entre la tumeur et les tissus voisins en dehors, en avant, en arrière, et bientôt, parfois sans grande perte de sang, on ne trouve plus qu'un pédicule reliant la tumeur à l'utérus et dont il faut faire la ligature. Même, dans certains cas, la tumeur est complètement libre; par contre, quelquefois on ne peut pas parvenir à l'isoler de l'utérus, et il faut faire l'hystérectomie totale ou sus-vaginale.

L'ablation du myome laisse une cavité plus ou moins grande et anfractueuse, avec de gros vaisseaux souvent déchirés; cette cavité constitue une autre difficulté.

Si elle est de dimensions petites et ne donne que peu de sang, on peut, après avoir obtenu l'hémostase, suturer les bords de la plaie péritonéale et abandonner cette cavité, qui se fermera vite sous la pression des viscères abdominaux.

Mais, si la poche est grande et saignante, il vaut mieux suivre le conseil de A. Martin et suturer les lèvres péritonéales seulement après avoir passé un drain dans le cul-de-sac vaginal correspondant. Terrier fit le tamponnement de la cavité avec la gaze iodoformée et marsupialisa cette poche à l'angle inférieur de la plaie abdominale ; ce procédé a aussi donné un succès à Kuster, ainsi qu'à Pozzi.

Ce ne sont là que des principes généraux que l'on applique selon les circonstances, et l'initiative du chirurgien peut être mise à l'épreuve par des difficultés imprévues et fort grandes, mais heureusement fort rares.

* * *

ACCIDENTS OPÉRATOIRES IMMÉDIATS DE L'HYSTÉRECTOMIE ABDOMINALE

La technique opératoire s'est tellement perfectionnée dans ces derniers temps, que l'on ne retrouve plus que rarement les phénomènes graves qui faisaient de l'hystérectomie une des opérations les plus dangereuses. Mais ce n'est que par une attention minutieuse apportée dans tous les détails que l'on arrive à échapper à ces accidents.

Le *collapsus* peut se montrer dès le début de l'opération chez les malades épuisées, anémiées, dont le muscle cardiaque est dégénéré, au moment où l'on attire hors de l'abdomen la masse volumineuse, faisant ainsi subitement un vide énorme dans cette cavité. Il faut avoir bien soin de tenir la tête de la malade fort basse ; on la mettra ainsi dans de bonnes conditions pour éviter l'anémie cérébrale rapide qui peut la tuer ou du moins donner une alerte fâcheuse et troublante. Il serait rationnel de faire, chez ces malades épuisées, une injection préalable de sérum artificiel, soit sous-cutanée, soit intra-veineuse.

Des phénomènes graves de *shock* peuvent apparaître aussi au début, au moment où l'on applique la ligature élastique fortement serrée ou quand on fait la section du pédicule et du ligament large. Le traumatisme porte alors sur un grand nombre de fibres nerveuses, et, si le sommeil anesthésique n'est pas complet et profond, l'intensité de la douleur peut amener, par réflexes, l'arrêt de la respiration et de la circulation. Il faut donc que l'anesthésie soit absolue.

Enfin, au cours de l'opération, il faut proportionner la longueur et la durée des manœuvres à la résistance vitale de la malade, et, si l'on a affaire à une femme affaiblie, au muscle cardiaque dégénéré, il faut choisir l'intervention la plus rapide et ne pas chercher toujours une cure radicale.

Autrefois, l'*hémorraghie* était fréquente et redoutable et la déchirure ou la blessure intempestive des ligaments larges ont laissé plus d'une malade morte entre les mains du chirurgien ; actuellement, nous disposons de moyens et d'instruments qui nous mettent à l'abri de l'hémorrhagie, mais à la condition de faire chaque temps de l'application de la ligature ou de la pince avec un soin minutieux, sous peine de voir le pédicule échapper en glissant et donner un flot de sang rapidement mortel : le principe est de faire des pédicules assez longs et peu épais.

La *blessure des organes voisins* constitue une complication grave, qui allonge la durée de l'opération et assombrit le pronostic.

C'est *la vessie* qui, particulièrement, est exposée à être sectionnée dans l'hystérectomie abdominale, soit qu'elle ait dédoublé la paroi abdominale en se glissant sous le péritoine pariétal, soit qu'elle ait été entraînée au-devant de la tumeur dans son développement. La vessie doit être recherchée dès le début de l'opération, et l'incision ne descendra que prudemment vers le pubis, après qu'on aura vérifié l'absence du réservoir urinaire en palpant les tissus sous-pubiens et mieux en regardant à contre-jour si l'opacité ne révèle pas sa présence ; puis, la tumeur étant mise à nu, on recherche à sa partie antérieure le repli péritonéal, la saillie du sommet de la vessie et, au besoin, un aide introduira un cathéter assez long dans l'urèthre.

Une fois sa position bien déterminée, la vessie sera isolée avec précaution.

Si, malgré toutes ces recherches, on faisait une plaie à cet organe, il faudrait en pratiquer sur-le-champ la suture à deux étages, qui donne une réunion primitive presque certaine, et on laisserait une sonde à demeure.

L'*ouraque* et les *uretères* peuvent eux-mêmes être blessés pendant ces interventions ; pendant l'ouverture de la paroi abdominale, il faut veiller à ne pas sectionner le cordon de l'ouraque s'il est volumineux; si cela arrivait, il faudrait lier ce cordon et le fixer dans l'angle inférieur de la plaie abdominale.

Pour éviter sûrement les uretères, il ne faut placer de ligatures ou de pinces à la base des ligaments larges que près du col utérin ; et. dans la décortication des fibro-myomes pelviens, il faut suivre de près la surface de la tumeur et ne prendre que peu de tissu au bout de chaque pince sur les points saignants.

Les adhérences des myomes avec l'intestin sont relativement rares ; ce sont plutôt des dédoublements des méso que l'on observe dans le cas de tumeurs pelviennes. Si l'adhérence inflammatoire est peu étendue, on peut suivre le conseil de Schrœder et enlever avec l'intestin une mince couche de la surface de la tumeur, et une suture referme sur elle-même la partie cruentée, ou bien on la fixe au péritoine pariétal.

ACCIDENTS CONSÉCUTIFS

L'opération terminée, certaines malades restent dans une prostration profonde pouvant entrainer la mort plus ou moins tardivement : la perte de sang, la douleur, l'anesthésie prolongée, les dégénérescences du cœur et des reins. l'absorption d'antiseptiques dans le péritoine, le refroidissement des viscères exposés à l'air, ce sont là autant de causes qui se combinent pour amener une dépression ou un défaut de réaction faisant que les malades s'affaiblissent, se refroidissent de plus en plus et succombent dans les heures suivantes.

Il faut donc d'abord chercher à relever les forces de la patiente avant de la soumettre à l'intervention et pendant un certain temps, si les accidents le permettent, réclamer une amélioration suffisante au traitement médical. On pourra faire des injections préventives de sérum artificiel ; puis, au moment de l'opération, on sera très économe du sang, la durée sera réduite au minimum, les manœuvres seront rapides ; on évitera l'emploi d'antiseptiques dans la toilette du péritoine ; enfin, on s'abstiendra de pratiquer l'éviscération conseillée par quelques-uns ; loin de là, on refermera le plus tôt possible le haut de la plaie abdominale avec plusieurs pinces maintenant ses bords en contact.

Si, malgré toutes ces précautions, la dépression était menaçante après l'opération, il faudrait employer les injections de sérum artificiel, de caféine, d'éther; faire un enveloppement chaud de tout le corps et donner du champagne ou du grog chaud.

L'*hémorrhagie* peut se montrer plus ou moins longtemps après l'opération, et réclame une intervention variable selon la méthode de traitement employée ; si la source de l'écoulement sanguin est directement abordable, comme dans les procédés de Hégar et Wölfler-Hacker, il faut chercher les vaisseaux qui donnent ou faire un tamponnement du moignon. Mais si le pédicule a été rentré, si l'hémorrhagie est intrapéritonéale, il faut, si l'état de la malade le permet, se hâter de rouvrir le ventre, d'évacuer l'épanchement de sang et chercher les vaisseaux saignants. C'est dans ce cas encore que l'injection du sérum artificiel rend les plus grands services.

Mais, de tous les dangers que comporte l'hystérectomie, l'*infection septique* est assurément le plus fréquent, le plus grave et le plus difficile à prévenir ; et actuellement encore, avec le matériel chirurgical et les aides les plus irréprochables au point de vue de l'asepsie, le chirurgien éprouve trop souvent de ces désastres pleins de surprises décourageantes.

Comme on a pu le voir au cours de cette étude, le pédicule utérin constitue tout le danger si la cavité utérine a été ouverte, ainsi que Hofmeier l'a bien établi en analysant les observations de Schrœder.

De là toutes les précautions, toutes les manœuvres variées employées pour obtenir la désinfection du vagin et surtout du canal cervical. Cette antisepsie superficielle est-elle absolument suffisante?

Il est permis d'en douter après les recherches de Péraire montrant que le tissu utérin lui-même est parfois infecté dans la profondeur. C'est là la meilleure explication des insuccès que la méthode intra-péritonéale a trop souvent entraînés et qui la rendent encore incertaine.

La méthode extra-péritonéale, malgré ses imperfections, constitue un traitement plus sûr du pédicule avec les nouveaux pansements au tannin et à l'iodoforme.

Enfin, d'autres accidents qui n'ont rien de spécial à l'hystérectomie peuvent survenir dans les jours suivants : tels sont l'*occlusion intestinale*, plus souvent observée dans le traitement intra-péritonéal si l'on n'a pas pris soin de bien dégager l'intestin de dessous le pédicule dans le petit bassin; la *perforation intestinale* dans le cas d'adhérences solides et résistantes; les vaisseaux volumineux qui ont été liés sont remplis de caillots et peuvent être la source d'*embolies* chez les malades indociles et remuantes.

VALEUR RELATIVE DES DIFFÉRENTES MÉTHODES D'HYSTÉRECTOMIE ABDOMINALE

Dans ces dernières années, il s'est accompli un mouvement important dans le traitement chirurgical des myomes utérins : d'abord une grande partie de ces tumeurs sont devenues du domaine de l'hystérectomie vaginale, seules les grosses masses dépassant le volume d'une tête de fœtus à terme relèvent de la voie abdominale. Naguère encore la question du traitement du pédicule était limitée aux deux grandes méthodes extra et intra-péritonéales qui se disputent encore le premier rang à grands renforts de statistiques contradictoires sans que l'on puisse établir d'une façon absolue la supériorité de l'une d'elles. Ainsi, dans la statistique de Wehmer (1), la mortalité de la méthode extra-péritonéale est évaluée à 24 pour 100, celle de la méthode intra-péritonéale à 28 pour 100.

Dans une nouvelle série, Zweifel (2) arrive à 22.3 pour 100 pour la première et à 32.7 pour 100 pour la seconde.

Enfin, Pozzi, prenant les chiffres des chirurgiens pratiquant exclusivement l'abandon intra-péritonéal du pédicule, arrive à une mortalité de 25.79 pour 100,

(1) Wehmer, *Zeitschr. f. Gebur. und Gynæk.*, 1887.
(2) Zweifel, *Die Stillb. bei der Myom.*, 1888.

tandis que, pour l'autre méthode, il n'atteint que 21.5 pour 100.

Il semble donc, d'après ces données, que la supériorité de la méthode extra-péritonéale soit établie d'une façon certaine.

Mais voici que Fritsch (1), « après avoir abandonné, en considération des résultats exprimés par les statistiques, la méthode intra-péritonéale pour l'extra-péritonéale, est revenu à la première après qu'il a eu acquis la conviction qu'on pourrait sans danger abandonner des fils dans le ventre. »

Puis, Richelot vient affirmer les excellents résultats qu'il obtient avec la méthode intra-péritonéale, et, dès 1890, il va jusqu'à dire que, désormais, le pronostic de l'hystérectomie abdominale était à peu près aussi favorable que celui de l'ovariotomie, et, au congrès de chirurgie de 1893, il apporte une série très heureuse d'opérations avec réduction du pédicule lié à la soie.

Enfin, Deletrez (2), de Bruxelles, qui a eu 18 succès consécutifs avec la ligature élastique perdue, a réuni 183 hystérectomies abdominales par la méthode intra-péritonéale, avec une mortalité de 11 pour 100 seulement. Et Chroback, avec son procédé rétro-péritonéal, a encore obtenu 17 guérisons sans un échec.

Ces données récentes semblent donc accorder la supériorité à la méthode intra-péritonéale ; mais il faut reconnaître, avec Pozzi, que chacune de ces deux méthodes a des inconvénients et des dangers, et que

(1) Fritsch, *Centralbl. f. Gynæk.*, 1891, p. 361.
(2) Deletrez, *Congrès de Bruxelles*, 1892.

ni l'une ni l'autre ne saurait être appliquée systématiquement à l'exclusion absolue de sa rivale.

En effet, si la méthode extra-péritonéale est d'une technique relativement simple et facile, assure l'hémostase d'une façon plus certaine et met à l'abri de l'infection péritonéale, et ce sont là, remarquons-le bien, des avantages d'une importance capitale, il faut avouer, par ailleurs, que la mortification du pédicule est une source de complications plus ou moins sérieuses, malgré le pansement au tannin iodoformé de Kaltenbach ; la cicatrisation de cette partie est longue et retarde la guérison, en laissant parfois une fistule difficile à fermer; de plus, la paroi abdominale conserve à ce niveau un point faible qui peut être l'origine d'une éventration plus ou moins grande. Enfin, dans le cas de pédicule trop court, de myome pelvien, cette méthode devient absolument inapplicable.

D'un autre côté, la méthode intra-péritonéale exige une hémostase absolument sûre; la technique en est difficile dans les nouveaux procédés, la suture des lambeaux péritonéaux augmente la longueur de l'opération, l'ouverture de la cavité utérine constitue surtout un grave danger d'infection péritonéale; enfin, dans le cas de gros pédicule saignant et surtout de myome pelvien, cette méthode est elle-même inapplicable.

Toutes ces considérations peuvent se résumer en deux mots : le pédicule est la source de toutes les difficultés et de tous les dangers.

Dès lors, sa suppression complète apparait aujourd'hui comme le but idéal à atteindre; l'hystérectomie totale fournit, en cas de succès, une guérison rapide avec une paroi abdominale solide; les accidents consécutifs émanant du moignon utérin sont définitivement écartés. Mais les auteurs des différents procédés que nous avons étudiés sont presque unanimes à reconnaître que le manuel opératoire présente réellement des difficultés et exige une habileté et une expérience vraiment grandes.

D'autre part, la mortalité de cette nouvelle méthode ne peut être encore appréciée d'après des séries suffisamment étendues. Il convient donc de suspendre ce jugement et de permettre au temps de nous fournir ces données indispensables.

Nous pouvons toutefois dès maintenant constater que des chirurgiens habiles, auxquels la méthode extra-péritonéale avait donné des résultats heureux, pratiquent désormais aussi souvent que possible la réduction du pédicule; et enfin, parmi eux, plusieurs considèrent actuellement l'hystérectomie totale comme la méthode idéale dont on doit poursuivre la réalisation.

CHAPITRE VIII

FIBRO-MYOMES ET GROSSESSE

Nous avons vu que toute femme atteinte de fibro-myome de l'utérus se trouve, par là même, menacée de stérilité, à cause des déformations et surtout des altérations inflammatoires de la cavité utérine et des annexes. Toutefois, la grossesse vient assez souvent compliquer l'état de ces malades, tout d'abord en produisant des modifications importantes dans la tumeur, et, d'autre part, en trouvant dans cette tumeur même une cause plus ou moins fréquente de dystocie, selon le siège, le volume, la consistance du myome.

Influence de la grossesse sur le fibro-myome. — Dès le début de la grossesse se produit un accroissement rapide de la tumeur, surtout si elle est interstitielle et douée d'une riche vascularisation. La tuméfaction tient à plusieurs causes : d'abord, l'*afflux sanguin* devient plus actif, comme dans le reste des parois utérines, et cette congestion entraîne peu à peu un *état œdémateux* de la masse, qui prend un aspect lymphangiectasique ; enfin, les *éléments musculaires* eux-mêmes se multiplient avec intensité. Sous l'influence de ces modifications, la tumeur, plus musculaire, plus vasculaire, plus infiltrée, devient aussi plus molle, ce qui constitue une sorte de compensation en permettant à ce néoplasme de se déplacer, de se mouler sur les parties fœtales, qui parfois franchissent l'obstacle d'une façon inattendue. Ces modifications heureuses ne doivent pas être oubliées au point de vue des indications opératoires.

Si le début et l'évolution de la grossesse exercent une influence fâcheuse sur le développement des myomes utérins, par contre, lorsque l'utérus a pu se débarrasser de son contenu, l'involution qu'il subit atteint aussi la tumeur, qui est envahie par un travail de désintégration allant parfois jusqu'à la résorption complète. Ce phénomène était attribué simplement à la dégénérescence graisseuse des éléments musculaires, mais Cornil vient de montrer que ce travail était d'une nature plus complexe, ainsi que nous l'avons vu à propos de l'anatomie pathologique ; cette transformation favorable étant assez fréquente, on doit encore en tenir compte avant d'envisager comme absolue la nécessité de l'ablation de la tumeur.

Influence des fibro-myomes sur la grossesse. — L'évolution de la grossesse, l'accouchement, peuvent être modifiés par la présence d'une tumeur fibreuse, selon le siège et le volume de cette tumeur.

Plus la tumeur est volumineuse et élevée, plus la grossesse est menacée d'être arrêtée dans son cours ; au contraire, plus la masse siège près de l'orifice utérin, plus elle est dure et volumineuse, et plus l'accouchement risque d'y trouver un obstacle parfois insurmontable.

Envisageons d'abord le cas où le diagnostic et le traitement sont les plus simples : le *polype* faisant saillie hors du col. Il faut qu'il ait un volume assez considérable pour créer un obstacle sérieux, mais on comprend que les énormes polypes de Pozzi peuvent rendre impossible le passage du fœtus. D'autre part, ces masses vaginales ont parfois donné lieu à des erreurs de diagnostic non seulement de la part de sages-femmes, mais même de médecins très instruits qui ont cru saisir la tête du fœtus ; on rapporte que Fergusson appliqua ainsi le forceps sur un gros polype et détermina une déchirure de l'utérus.

Le plus souvent, le polype est devenu plus mou, plus mobile, le pédicule s'allonge et la masse est poussée au-devant du fœtus jusqu'au dehors de la vulve, ou bien encore le pédicule se rompt.

Dans le premier cas, on pourra en faire l'ablation seulement après les couches.

Mais si le polype, par son volume, par la résistance de son pédicule, s'oppose au passage du fœtus, il faut pratiquer la section du pédicule et, au besoin, morceler le polype lui-même.

C'est ainsi que Robertson (1) trouva le vagin rempli par un polype qui descendit peu à peu et fut poussé au dehors et alors réséqué, ce qui permit l'accouchement d'un enfant bien portant. Valérius rapporte le cas d'un polype du volume d'une tête d'enfant, qui sortit des parties génitales deux heures avant l'accou-

(1) *In* Nægelé, *Traité accouch.*, p. 508.

chement; le pédicule très large fut lié et sectionné.

Les *myomes du col* constituent un obstacle à l'accouchement dès qu'ils ont un volume notable, mais ils ne troublent pas la marche de la grossesse; si on a laissé celle-ci évoluer jusqu'à terme, on fait alors l'énucléation de la tumeur par le vagin. Mundé (1) a réuni 16 cas dans lesquels on est ainsi intervenu : les enfants sont presque tous nés vivants, et deux femmes seulement ont succombé. Mais l'opération peut être faite avant le terme de la grossesse, sans provoquer l'accouchement prématuré; actuellement, le nombre des interventions pratiquées sans accident sur le col pendant la grossesse est considérable.

Les *myomes pédiculés du corps*, qui occupent la cavité utérine même, déterminent le plus souvent, dès le début de la grossesse, des troubles dynamiques amenant l'avortement et ils sont aussi l'origine d'accidents septiques après la fausse couche ou l'accouchement à terme.

Il est souvent très difficile, s'ils sont d'un petit volume, de reconnaître leur présence dans l'utérus, pendant le cours de la grossesse, à moins que les antécédents propres à cette variété de myomes ne renseignent suffisamment; d'ailleurs, l'intervention n'est possible qu'en cas d'accidents, et elle est la même que pour les tumeurs interstitielles.

Les *fibro-myomes interstitiels*, par leur augmentation rapide de volume, peuvent amener des troubles précoces : d'abord, ils déterminent bientôt des phénomènes de compression dans le petit bassin, où ils

(1) Mundé, *Amer. Journ. of obst.*, 1888, p. 306.

subissent eux-mêmes un véritable enclavement; de là des douleurs, des troubles circulatoires dans les membres inférieurs.

D'autre part, le muscle utérin, irrité par la présence de cette tumeur intra-pariétale, réagit le plus souvent d'une façon précoce et se contracte sur son contenu, d'où l'avortement, qui présente, dans ces conditions, une gravité toute particulière; l'utérus revient mal sur lui-même et l'hémorrhagie est parfois redoutable. Lefour (1) a réuni 39 avortements, avec 14 morts, sur 307 faits.

Les *tumeurs sous-péritonéales* énucléées et pédiculées troublent moins souvent l'évolution de la grossesse; cependant, leur volume croissant, leurs mouvements irritants, la torsion de leur pédicule, peuvent gêner l'utérus dans son développement, causer des douleurs vives et même des accidents péritonéaux, et l'intervention s'impose à un moment variable plus ou moins rapproché du terme de la grossesse.

Les *fibro-myomes pelviens*, intra-ligamentaires, sont ceux qui exposent le plus aux phénomènes de compression, d'enclavement pendant la grossesse, et ils constituent souvent un obstacle infranchissable et immuable pour la sortie du fœtus. Cependant, parfois le fibrome se ramollit, se mobilise et remonte dans l'une des fosses iliaques, sous l'influence de manœuvres soutenues de refoulement, ou bien il se laisse aplatir sur les parois pelviennes, ou bien encore il est poussé par le fœtus au-devant de lui.

Dans certains cas, le forceps ou la version sont

(1) Lefour, Thèse Paris, 1880

venus à bout de difficultés fort grandes, mais non sans dommages pour la mère et pour le fœtus, car la perte de sang peut être abondante, les douleurs intenses et prolongées épuisent la femme, les nombreuses manœuvres sont une cause d'infection, et le plus souvent la durée du travail après l'écoulement des eaux est tellement longue que le fœtus succombe.

De sorte que, si, dans quelques cas heureux, l'accouchement a pu se terminer spontanément, il ne faut pas trop espérer des seules forces de la nature et pratiquer l'expectation prolongée et systématique. Il faut apprécier les difficultés créées par l'obstacle à l'accouchement naturel, les risques que la femme abandonnée à elle-même aura à courir, et, d'un autre côté, l'indication de l'intervention devra tenir compte du matériel opératoire et de l'opérateur lui-même, car, il faut bien le dire, actuellement encore, certains accoucheurs pratiquent une opération césarienne sans plus de façons qu'une version ordinaire : ils s'improvisent laparotomistes.

Il convient de discuter d'abord, dans les cas où l'on prévoit que l'accouchement à terme rencontrera des difficultés du fait d'une tumeur fibreuse, s'il n'est pas plus simple de provoquer l'avortement ou l'accouchement prématuré et de ne pas attendre qu'il y ait disproportion entre le volume du fœtus et la filière pelvienne.

L'évacuation de la matrice dans ces conditions expose à des accidents des plus graves, l'utérus revient mal et surtout inégalement sur lui-même, à cause de la présence du myome, l'hémorrhagie est toujours très abondante et elle devient rapidement mortelle si le placenta s'insère au niveau de la tumeur; toutes les manœuvres, les introductions répétées des mains et des instruments pour amener le fœtus au dehors et combattre l'hémorrhagie exposent la femme à l'infection puerpérale. Pozzi a réuni une série de faits qui établit bien les dangers d'une telle prophylaxie, d'une part, et de l'expectation, d'une autre. Lefour a trouvé 3 morts sur 23 accouchements prématurés. Tarnier, sur 7 cas où le travail a été normal, a vu la mère mourir une fois, l'enfant 3 fois; sur 6 cas terminés par le forceps, 4 mères et 4 enfants moururent; sur 6 versions, 3 femmes et 3 enfants; une fois l'embryotomie amena la mort de la femme; 5 fois la femme mourut avant l'accouchement. Une seule fois l'accouchement provoqué fut suivi de succès.

Süsserott, de Rostock, réunit 147 cas de grossesse avec fibrome : sur 20 forceps, 8 fois mort de la mère et 13 fois celle de l'enfant; sur 20 versions, 12 fois mort de la mère, 17 fois celle de l'enfant; enfin, 21 extractions artificielles du placenta se terminèrent 13 fois malheureusement.

Enfin, d'autres considérations viennent faire rejeter l'avortement et même l'accouchement prématuré; ces interventions donnent un fœtus qui est rarement viable, tout en faisant courir des dangers à la mère. Ces dangers seraient-ils beaucoup plus grands si la grossesse arrivait à terme?

Il faut voir si, aujourd'hui, on ne dispose pas de moyens qui permettent de mieux sauvegarder la vie de l'enfant, et surtout celle de la mère; or, nous avons trouvé une série de faits heureux récents qui le font espérer.

Dans le cas de *tumeur sous-péritonéale* pédiculée ou sessile, déterminant des accidents de compression, de douleur, de torsion du pédicule, il faut faire la myomectomie si elle est possible ; elle l'est toujours quand il y a un pédicule. Mais, quand la tumeur est sessile, il faut chercher à faire l'énucléation, sans ouvrir la cavité utérine ; et, dans le cas où l'on réussit, on ferme la plaie de la matrice selon le procédé de Martin, comme nous l'avons vu à propos de la myomectomie en général.

Routier (1) a enlevé ainsi un gros fibrome réniforme inséré par son hile sur le fond de l'utérus, le pédicule était plus gros que le poing; il extirpa ce pédicule de la paroi utérine et ferma par une suture les restes de la capsule sans avoir atteint la cavité utérine ; la grossesse de trois mois poursuivit son cours normal. Routier a réuni 15 cas dans lesquels on a enlevé le fibrome et laissé l'utérus en place ; il y a eu 10 guérisons et 5 morts ; sur les 10 guérisons, 7 grossesses normales et 3 avortements.

Delbet y ajoute quatre nouveaux cas de Trosthom, de Pozzi et de Duplay, tous les quatre guéris ; Vautrin (2) vient de rapporter deux autres succès.

Les *fibro-myomes pelviens* eux-mêmes peuvent parfois être énucléés du ligament large, sans lésions importantes de l'utérus ; Guinard (3) en a récemment rapporté une belle observation chez une femme de trente-trois ans, arrivée au troisième mois de sa cinquième grossesse, avec des douleurs vives du bas-ventre. On

(1) Routier, *Ann. gynéc.*, mars 1890.
(2) Vautrin, *Congrès fr. chir.*, 1893.
(3) Guinard, *Ibid.*, 1893.

porta le diagnostic de corps fibreux tenant au bord droit de l'utérus gravide et rendant l'accouchement impossible. La laparotomie mit à découvert un corps fibreux du volume d'une tête de fœtus à terme, inclus dans le ligament large ; après avoir incisé ce ligament, Guinard énucléa la tumeur qui tenait à l'utérus par un pédicule peu volumineux, puis il fit un surjet sur le ligament large ; la grossesse continua son cours.

Il est donc très important de s'assurer d'une façon précise que l'énucléation est impossible ou dangereuse avant de se résoudre à un autre mode d'intervention.

Mais, si la tumeur siège dans l'épaisseur même du *segment inférieur* et occupe l'excavation pelvienne de telle sorte que son ablation ne puisse se faire sans amener forcément la destruction de l'œuf, il faut, s'il n'y a pas d'accidents pressants, laisser la grossesse suivre son cours normal ou intervenir seulement en cas de troubles graves.

Quel que soit le moment où l'on intervienne, l'accoucheur doit s'assurer de l'impossibilité de faire passer avec chances de succès, à travers la filière pelvienne ainsi rétrécie, le fœtus et la délivrance ; et il y a lieu maintenant, dans les cas douteux, d'envisager si la symphyséotomie, si brillamment pratiquée en France par Pinard, peut fournir une solution relativement simple dans cette variété de rétrécissement du bassin.

Lorsque la tumeur apporte un obstacle absolu et infranchissable, il faut recourir à l'intervention sanglante par la voie abdominale et l'on a à choisir entre l'opération césarienne conservatrice et l'intervention radicale, dans laquelle on pratique l'ablation de l'utérus et de ses annexes.

Il y a peu de temps, l'*opération de Porro* était regardée comme l'intervention de choix depuis le parallèle qui avait été fait à la Société de chirurgie, l'opération césarienne conservant pour la mère une gravité encore considérable dans ces conditions, tout en laissant persister la tumeur. Mais actuellement le choix de l'intervention est entièrement remis en question : bien qu'elle ait été pratiquée encore récemment avec succès par Landau (1) et par Delagénière (2), l'opération de Porro trouve dans l'*hystérectomie abdominale totale* une méthode rivale qui donne une cure plus radicale et ne trouve pas de contre-indications dans le siège même de la tumeur, au niveau du futur pédicule; Lannelongue (3), de Bordeaux, vient de pratiquer avec succès l'hystérectomie totale dans un cas de myome pesant 9 kilos, avec une grossesse de quatre mois.

Mais il faut bien reconnaître que cette intervention est laborieuse, difficile et exige une habileté opératoire vraiment grande.

Aussi bien l'*opération césarienne*, grâce aux perfectionnements de la technique, retrouve-t-elle une certaine faveur et des adeptes heureux, tels que Bouilly, Picqué (4), qui en ont rapporté dernièrement

(1) Landau, Soc. méd. Berlin, 19 novembre 1890, *in Merc. med.*

(2) Delagénière, *Congrès de Bruxelles*, septembre 1892.

(3) Lannelongue, Soc. obstétr. et gynéc. de Bordeaux, 12 juillet 1892.

(4) Picqué, Soc. Chir., 22 février 1893. *Mém.*, p. 144.

deux observations remarquables, avec mères et enfants vivants.

On peut objecter que la tumeur reste avec toutes ses menaces, mais il faut bien tenir compte de la régression qui envahit ces myomes dans la période de puerpéralité, régression souvent considérable, pouvant aller jusqu'à la disparition complète ; d'autre part, Bouilly a ajouté le traitement atrophique, en pratiquant l'ablation des annexes, et il a pu constater dans la suite une diminution très marquée du volume de la tumeur.

Le manuel opératoire présente une importance capitale dans cette intervention ; il y a deux dangers à éviter : l'hémorrhagie immédiate et l'irruption du liquide amniotique dans le péritoine.

Pour mettre à l'abri de ces deux accidents, Müller, Léopold et Litzmann conseillent d'attirer l'utérus hors du ventre, de protéger le péritoine par des compresses stérilisées et de faire l'hémostase à l'aide d'une ligature élastique provisoire sur le segment inférieur; mais cette manœuvre expose beaucoup à l'inertie utérine et à l'hémorrhagie consécutive ; il ne faut la pratiquer qu'en cas de nécessité pendant l'ouverture de l'utérus, si on tombe sur le placenta donnant du sang à flots. Picqué n'a pas appliqué de ligature provisoire, des pinces étaient placées au fur à mesure, sur la paroi utérine et le placenta fut rapidement décollé.

L'incision utérine porte sur la ligne médiane sur une étendue de 15 à 18 centimètres ; les lambeaux péritonéaux de Sänger, la résection musculaire de Léopold pour régulariser le bord, ne sont pas nécessaires et compliquent l'opération.

La suture a été l'objet d'une foule de perfectionnements : procédés séro-séreux, procédés à trois étages et d'autres encore qui ont été abandonnés. Il faut appliquer à l'utérus le principe du double plan de sutures, admis pour tous les organes creux à enveloppe péritonéale, le premier plan musculaire évitant d'intéresser la muqueuse, le second séro-séreux avec le point de Lembert.

On doit assurer l'antisepsie utéro-vaginale d'abord en enlevant avec grand soin toutes les membranes déchirées, puis en lavant la cavité utérine à l'eau bouillie chaude sans agent antiseptique, dont la résorption rapide serait dangereuse ; enfin, on peut faciliter l'écoulement des sécrétions utérines en plaçant dans le col une mèche de gaze iodoformée ou salolée, et des injections vaginales seront pratiquées régulièrement, pour entraîner les liquides vaginaux.

Mais à quel moment doit-on intervenir ? Lorsque la grossesse suit son cours normal sans accident menaçant pour la vie de la mère, il est préférable d'attendre le terme de la grossesse, pour mettre l'enfant dans les meilleures conditions de vitalité ; mais il vaut mieux devancer de quelques jours le début du travail, afin de préparer la malade comme pour toute laparotomie et pour n'avoir pas à opérer sur un utérus rétracté après l'évacuation de la poche des eaux et chez une femme déjà fatiguée par des douleurs prolongées.

TABLE DES MATIÈRES

CHAPITRE PREMIER

ANATOMIE PATHOLOGIQUE

CHAPITRE II

ÉTIOLOGIE

CHAPITRE III

SYMPTÔMES

CHAPITRE IV

MARCHE. — TERMINAISONS.

CHAPITRE V

PRONOSTIC

CHAPITRE VI

DIAGNOSTIC

CHAPITRE VII

TRAITEMENT

CHAPITRE VIII

FIBRO-MYOMES ET GROSSESSE

CORBEIL. — IMPRIMERIE CRÉTÉ-DE L'ARBRE

Bulletin

DES

Annonces.

www.ingramcontent.com/pod-product-compliance
Ingram Content Group UK Ltd.
Pitfield, Milton Keynes, MK11 3LW, UK
UKHW020545180726
13838UKWH00001B/41